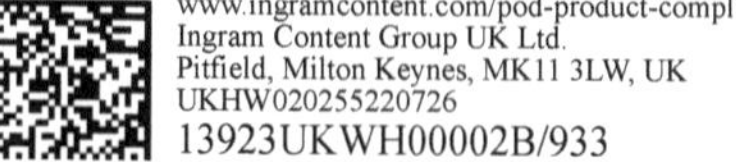
www.ingramcontent.com/pod-product-compliance
Ingram Content Group UK Ltd.
Pitfield, Milton Keynes, MK11 3LW, UK
UKHW020255220726
13923UKWH00002B/933

trouver exposée la théorie que nous voulions adopter pour expliquer la pathogénie des kystes dermoïdes de l'ovaire.

Mais, pour asseoir, sur une base scientifique solide, la théorie, dite de l'*enclavement* (comme l'appelle M. le Professeur Lannelongue), il fallait tout au moins démontrer que primitivement l'ovaire avait une origine ectodermique. Ce problème si controversé de l'embryologie, nous croyons l'avoir résolu d'une façon indiscutable en nous appuyant sur les récents travaux que M. Flemming vient de publier.

Mais, avant d'entrer dans notre sujet, nous tenons à adresser nos plus sincères remerciements à M. le Professeur Gross pour les bons conseils qu'il nous a donnés dans le cours de nos études médicales et pour la haute bienveillance qu'il n'a cessé de nous témoigner pendant notre année d'internat dans son service.

Nous gardons pour notre vénéré professeur la plus profonde reconnaissance.

Nous remercions également M. le Professeur agrégé Baraban, qui a bien voulu nous expliquer l'anatomie pathologique de la paroi du kyste dermoïde qui fait l'objet de notre observation principale.

A M. le Professeur agrégé Vautrin, nous devons plus qu'un témoignage de sincère gratitude ; il nous a prodigué ses conseils et nous a été d'un grand secours dans la rédaction de ce travail.

A nos excellents amis, Clément et Saladin, qui ont mis à notre disposition leur parfaite connaissance des langues

anglaise et allemande, nous adressons nos plus vifs remerciements.

Nous remercions enfin notre ami, M. Bresse ; c'est à son talent bien connu de dessinateur que nous devons la planche qui figure à la fin de notre travail.

Voici quel sera le plan de notre travail :

Dans un premier chapitre, nous ferons *l'historique* et *l'examen critique* des différentes théories émises sur l'origine des kystes dermoïdes de l'ovaire.

Dans le second chapitre, nous exposerons leur *pathogénie*.

Leur *anatomie pathologique* sera l'objet du troisième chapitre.

Le quatrième sera consacré à leur *étiologie*.

Les *symptômes*, le *diagnostic*, le *pronostic*, et le *traitement* formeront les derniers chapitres.

DÉFINITION

On désigne, sous le nom de kystes dermoïdes, des tumeurs dont le caractère essentiel est d'avoir pour enveloppe une membrane dont la texture se rapproche beaucoup de celle de la peau.

Cette dénomination, appliquée aux kystes dermoïdes de l'ovaire, n'est pas absolument exacte, car, outre les

produits épithéliaux, on trouve quelquefois des os, des muscles et même de la substance cérébrale.

Aussi les a-t-on désignés sous des noms différents. Boinet, par exemple, dans son traité pratique sur les maladies des ovaires, les appelle kystes fœtaux ou par inclusion.

Tillaux, dans une leçon clinique faite récemment à l'Hôtel-Dieu, leur donne aussi le nom de kystes fœtaux.

Nous conserverons le nom de *dermoïde*, imaginé par Lebert et consacré par la tradition, convaincu qu'il n'est pas aisé d'en trouver un meilleur. Cette expression a l'avantage de ne rien préjuger de la pathogénie, et d'exprimer le caractère fondamental de ces tumeurs. Mais, avec M. le Professeur Lannelongue, nous faisons rentrer les kystes dermoïdes de l'ovaire dans la catégorie des kystes dermoïdes composés.

CHAPITRE I

HISTORIQUE ET EXAMEN CRITIQUE

des différentes théories émises sur la formation des kystes dermoïdes de l'ovaire.

1° HISTORIQUE

L'historique des kystes dermoïdes de l'ovaire n'est plus à faire. Il est exposé longuement dans deux thèses publiées sur ce sujet (1).

Passant donc à dessein sous silence les opinions plus ou moins fantaisistes des médecins de l'antiquité, ne nous préoccupant nullement des théories des médecins du moyen-âge, qui toutes portent le cachet de l'esprit de superstition qui régnait à cette époque, nous arrivons immédiatement aux auteurs qui ont, sur la formation de ces tumeurs, une idée sinon juste, du moins scientifique.

Quatre théories prennent alors naissance : La théorie de la *grossesse extra-utérine*, de *l'Inclusion fœtale*, de *l'hétérotopie plastique* et de la *parthénogenèse*.

(1) POMMIER. —Thèse de Strasbourg, 1864, et COUSIN, — Thèse de Paris 1877.

a) *Grossesse extra-utérine.*

Coley (1) le premier, en 1675, admit que ces masses dermoïdes se développaient à la suite de l'acte copulatif; les produits que l'on retrouve ne sont pas les débris d'un fœtus régulier, mais seulement le résultat d'un effort avorté.

Ruysch, en 1728 (2) ayant rencontré une tumeur de ce genre chez une jeune fille de 24 ans, crut à la mort prématurée de l'embryon, sans expulsion de l'œuf.

Haller (3) et Astruc (4) sont du même avis. Ils pensent que les cheveux et les dents sont les restes d'un fœtus mort sur lequel ils ont continué à croître. Cette opinion fut également admise par Meckel dans le mémoire sur les poils et les dents qu'il publia en 1815; mais, pour expliquer la genèse de ces tumeurs chez les vierges, il admet un « excitement contre nature des organes génitaux » une *Lucina sine concubitu.*

Geoffroy St-Hilaire (5) se rallie à l'opinion de Meckel, et, comme lui, croit que ces tumeurs sont le résultat soit d'une union sexuelle, soit même d'une excitation isolée et contre nature de l'appareil générateur.

Cruveilhier (6), ne peut expliquer ces productions morbides sans la présence d'un *germe fécondé.*

Sedillot (7), Cazeaux (8) et Maisonneuve (9) se prononcent pour une grossesse ovarique.

---

(1) *Morb. anatomy*, p. 266.
(2) *Opera Onnia. Decas tertia*, p. 3.
(3) *Trad. de la physiol. de Haller*, 1774, p. 408, t. I.
(4) *Maladies des femmes*, 1761, t. IV, p. 34.
(5) Geoffroy St-Hilaire. — *Traité des anomalies de l'organisme*, 1832, p. 539 et 562.
(6) Cruveilhier. — *Traité d'anatomie pathol. générale*, t. I. 1849.
(7) Sedillot. — Thèse de concours, Paris, 1841, p. 18.
(8) Cazeaux. — Thèse d'agrégation, 1844, p. 42.
(9) Maisonneuve. — Thèse de concours, 1850, p. 143.

Quand on considère, dit Cazeaux : « ce qui se passe dans les grossesses extra-utérines non douteuses, lorsqu'elles ne se terminent pas par la rupture du kyste, quand on se rappelle cette fonte putrilagineuse que subissent assez souvent les parties molles du fœtus, on comprend ce qui doit se passer dans les grossesses ovariennes où la mort survient à une époque peu avancée. Maisonneuve, lui, ne peut expliquer la présence, dans ces tumeurs, des dents, des poils, des débris de squelette.

b) *Inclusion.*

Tumiati (1), dans ses opuscules choisis, explique la présence d'une masse de cheveux trouvés dans l'utérus d'une femme, en disant qu'elle est produite par le même acte de fécondation qui a produit l'individu principal.

Otto (2), Hermann Schützer (3), croient que le sperme a assez d'activité, non seulement pour féconder l'ovule arrivé à maturité, mais encore pour donner au produit fécondé le pouvoir d'engendrer à son tour. Velpeau (4), ne pouvant expliquer tous les faits par une grossesse anormale, ni par une inclusion, classe ces tumeurs en trois ordres.

Dans le premier ordre, il range les faits qui peuvent être attribués au même acte formateur qui a produit l'organisme qui les contient. Dans le deuxième ordre, il place ceux qui, avec des poils, des dents, etc., renferment aussi des productions charnues, débris d'un organisme régulièrement formé dans le principe et qui sont toujours dus à une fécondation complète ou incomplète.

---

(1) TUMIATI. — *Opuscules choisis*, p. 17.
(2) OTTO. — Thèse de Paris, 1823, p. 58.
(3) HERMANN SCHUTZER. — *Collec. Acad. étrang.* Paris, ob. XI, p. 33.
(4) VELPEAU. — *Diction. de médecine*, t. XXII, p. 581.

Dans le troisième ordre, il fait rentrer les cas dans lesquels les tumeurs ne renferment que des poils, de la graisse et des dents. « Dans ces cas, les produits que l'on rencontre auraient été secrétés par le sac qui aurait acquis une forme organisée et aurait revêtu les caractères de la peau ».

Pigné (1), dans son travail, conclut que tous les kystes pileux, pili-dentaires ou pili-graisseux reconnaissent pour cause l'inclusion.

Pour M. Verneuil (2), une explication unique ne suffit pas pour rendre compte de tous ces faits. Les uns doivent être rapportés à l'inclusion, les autres à une grossesse extra-utérine, un certain nombre doivent être rangés parmi les monstres unitaires, d'autres rapportés à la réunion et à la fusion de quelques parties du tégument externe primitivement séparé par des fissures. Dans les kystes dermoïdes profonds, il admettrait, faute de mieux, la théorie de l'hétérotopie plastique.

c) *Hétérotopie plastique.*

Lebert (3) admet que ces kystes ne peuvent se former qu'en vertu d'une aberration particulière de la nutrition, à laquelle il a donné le nom d'hétérotopie plastique. Il formule la loi suivante : « Beaucoup de tissus simples ou composés, et des organes plus complexes même peuvent se former de toutes pièces dans des parties du corps où à l'état normal on ne les rencontre pas. » Sur 188 cas observés depuis le XVIe siècle, il a trouvé 59 kystes dermoïdes non ovariens et 129 sur l'ovaire. Le fait de 59 kystes non ovariens et leur siège dans différentes parties du corps montrent, dit-il, dans quelle exagération on tomberait, si on

---

(1) Pigné. — *Bullet. de la soc. anat.*, 1845, p. 194.

(2) Verneuil. — Inclusion scrotale et testiculaire. *Arch. Gén. de Méd.* 1855, t. VI. p. 302.

(3) Lebert. — *Mém. de la soc. Biol.* 1852. p. 202. — *Anat. Path. Gén.*, I, p. 256.

les envisageait comme les produits d'une conception anormale et comme des débris fœtaux. Sur 64 cas où le siège est précisé, il y en avait 39 dans l'ovaire droit, 19 dans l'ovaire gauche et 6 fois dans les deux ovaires. Ce fait, ajoute-t-il, parle à lui seul énergiquement contre les deux théories de l'inclusion et de la grossesse ovarique. La disposition générale de ces kystes à la multiplicité, la coexistence de kystes séreux et gélatiniformes dans l'un ou les deux ovaires, observée dans 17 cas, prouveraient également la fausseté de ces théories.

d) *Parthénogenèse.*

La parthénogenèse est adoptée par beaucoup d'auteurs très compétents. Emise par Magweg, développée par Waldeyer, elle a pour défenseurs Richie, Rouget, Courty, Lawson Tait. Ces auteurs admettent que les kystes dermoïdes sont le développement de l'ovule lui-même, mais de l'ovule de l'individu qui en est porteur. La variété des produits qui se trouvent dans ces tumeurs est si considérable, qu'on ne peut admettre, pour expliquer leur formation, qu'une partie du segment externe se fût trouvé inclus dans l'ovaire et y eût végété. La présence des tissus de toutes sortes, tels que dents, os, cartilages, fibres musculaires, striées, tissu nerveux, resterait inexpliquée.

On ne peut trouver la solution, qu'en admettant le développement hypéréchétique d'un ovule, cellule qui possède le pouvoir de former tous ces tissus. « De même que le germe mâle contient des gemmules ayant certains pouvoirs et certaines fonctions, de même le germe femelle contient également de semblables gemmules. » (Lawson Tait.) Il est donc possible que l'ovule ait en lui les germes de certains tissus, et qu'il les produise à l'état rudimentaire, sans fusion avec le germe mâle, et cela, par une action hypéréchétique exceptionnelle. Cette doc-

trine de l'hypéréchésis est soutenue, dit Lawson Tait, par nombre de faits qui ont été observés dans les cas où l'on a pu étudier les changements qui se produisent dans l'ovule en dehors du corps de la mère.

Le docteur Moquin Tandon a décrit, en 1875, à l'Académie des sciences, le développement partiel d'ovules qui avaient été mis dans l'impossibilité complète d'être fécondés. Ces expériences ont porté sur la marche de la segmentation dans les ovules d'une grenouille qui avait été tenue enfermée pendant quatre mois. Il avait d'abord noté deux fissures larges, verticales dans l'ovule, suivies bientôt d'une semblable segmentation horizontale. Cette segmentation se faisait même plus rapidement que dans les ovules fécondés qu'on faisait se développer à la même température ; un petit nombre seulement de ces ovules auraient présenté ce commencement de développement ; le plus grand nombre mourut, avant d'avoir présenté aucun signe de segmentation. Moquin Tandon arrive à cette conclusion que les œufs des vertébrés, non imprégnés par les spermatozoïdes, peuvent passer par les périodes les plus jeunes du développement dans certaines conditions, dont la nature exacte est quant à présent inconnue.

De même Balbiani a montré à la Société de Biologie (1873) des œufs de vers-à-soie qui, déposés avant que la fécondation eût pu avoir lieu, présentaient des signes de développement, bien que, dans aucun cas, la larve ne fût sortie de l'œuf. Aussi Lawson Tait conclut-il d'après ces faits que : « Rien ne s'oppose à ce que l'on admette que les efforts hypéréchétiques de l'œuf humain qui ont pour résultat la formation de ces kystes, appelés dermoïdes, soient pathogénétiques et aient leur origine dans les phases jeunes de nos ancêtres. »

Sir James Paget, dit-il encore, a frappé la tonique de la pathologie des kystes dermoïdes, lorsqu'il a dit : « Ce n'est peut-

être que lorsque les forces formatives sont en pleine vigueur chez le fœtus, ou dans les périodes les plus jeunes de la vie extra-utérine que se forment les kystes aussi fortement organisés et productifs. »

Il paraît donc conforme aux faits et aux données de la physiologie comparée, de regarder les kystes dermoïdes comme « des ébauches d'organisation, dépendant de la puissante aptitude germinative de l'ovaire, s'élevant jusqu'à la formation de tissus imparfaits sans arriver jusqu'à celle, non pas d'un organisme, mais seulement d'un organe, c'est-à-dire des exemples de *parthogenèse.* » (Courty.)

2° EXAMEN CRITIQUE

La théorie de la *grossesse extra-utérine* a contre elle un grand nombre d'arguments très-sérieux. Comment en effet expliquer par cette théorie la présence des kystes dermoïdes chez des vierges ? Si l'on parcourt d'autre part les observations publiées par les auteurs, on n'y voit pas signalée la présence de débris de fœtus parfaitement reconnaissables. Ils ont bien rencontré des pièces osseuses qu'ils comparent soit à des maxillaires, à des tibias, voire même à des os du crâne, mais ces rapprochements sont dus à leur propre imagination. Peut-il exister réellement des grossesses dans des vésicules de de Graaf qui ne se point rompues ? Peut-on en admettre plusieurs dans le même ovaire ?

Le nombre des dents d'un fœtus s'éleva-t-il jamais à 300, comme Autenrieth assure en avoir trouvé dans certains kystes.

L'inclusion fœtale n'explique pas mieux les faits. Il faudrait d'abord trouver dans ces tumeurs dermoïdes les restes authentiques d'un vrai fœtus, expliquer pourquoi, dans ce fait de l'in-

clusion, le sujet inclus occupe précisément l'ovaire du sujet qui l'a incarcéré (1).

Comment un fait si extraordinaire peut-il se répéter relativement si souvent, comment expliquer la présence de ces tumeurs chez des personnes qui n'ont jamais eu de rapports sexuels, comment enfin se fait-il que le revêtement cutané tapisse la face interne du kyste ?

Quant à la théorie de *l'hétérotopie plastique* de Lebert, elle ne fait qu'exprimer par un mot l'affirmation du fait lui-même. Cet auteur a eu le mérite de rassembler toutes ces tumeurs dans un groupe homogène, il leur a donné pour caractéristique l'existence d'une paroi ayant les caractères anatomiques de la peau, mais il laissait inexpliquées leur origine congénitale et leurs relations avec les monstruosités. Il n'expliquait pas davantage pourquoi les kystes ont des sièges de prédilection si bien définis.

Il n'est plus possible d'admettre dans l'état actuel de nos connaissances histogéniques la genèse directe, non pas seulement d'un revêtement épidermique complet, mais surtout d'un véritable tégument avec poils, glandes et même os.

Nous arrivons en dernier lieu à la théorie de la *parthénogenèse*. Séduisante au premier abord, elle a cependant, selon nous, deux côtés faibles. Elle prend pour base scientifique les expériences que nous avons rapportées plus haut. Mais, il y a loin de la simple segmentation à la production de cheveux, d'os, de muscles et même de substance nerveuse dans une poche kystique. Le reproche principal que nous adresserons à la parthénogenèse, c'est qu'elle ne peut expliquer que la formation des kystes dermoïdes de l'ovaire et non celle des kystes superficiels beaucoup plus nombreux. Il faut donc deux théories

(1) Courty. — *Traité des maladies de l'ovaire et de ses annexes.*

pour expliquer la même formation à divers endroits différents. Comment en effet comprendre les kystes dermoïdes complexes de la région sacro-coccygienne dont la structure est absolument la même que celle des kystes dermoïdes ? Cette théorie n'est applicable qu'aux organes qui dérivent de l'épithélium germinatif, et il faudrait, pour avoir l'explication de tous les kystes dermoïdes, donner aux autres épithéliums des propriétés analogues. N'est-ce pas alors revenir à l'hétérotopie plastique de Lebert ?

CHAPITRE II

PATHOGÉNIE

Avant d'aborder la pathogénie des kystes dermoïdes de l'ovaire, il importe d'établir l'origine ectodermique du corps de Wolff aux dépens duquel se forme, du moins en partie, le premier développement de l'ovaire.

Ce point si délicat et si controversé de l'embryologie vient d'être éclairci dans le travail que Flemming a publié récemment dans les *Arch. f. an und. physiol.*, août 1886.—Heft. III et IV.

C'est His (1) qui, le premier, a décrit comme ébauche du corps de Wolff un pli de l'ectoderme. Ce pli saillant en dedans se dirigerait vers le mésoderme précisément au niveau de la jonction des lames latérales avec la vertèbre-primitive. Il fit ces observations sur des coupes d'embryon de poulet au deuxième jour de l'incubation, au moment où la gouttière médullaire est encore largement ouverte. Il prétend que le pli correspondant au corps de Wolff se détache de l'ectoderme pour opérer sa migration vers le mésoderme, lorsque s'opère la fermeture de

(1) His. — Structure de l'ovaire. Max Chultze. — *Arch. f. Mikroskop. Anat.* Bonn, 1805, *Band* I.

cette gouttière. Aussi His arrive à cette conclusion, que le corps de Wolff et, par conséquent, la glande femelle qui en dérive sont des provenances de l'ectoderme.

Après lui, Waldeyer (1), en 1870, a prétendu que le corps de Wolff se développe aux dépens du germe uro-génital, qu'il rattache au mésoderme. Il apparaîtrait sous forme d'un petit bourgeon qui se montre dès la vingt-quatrième heure de l'incubation d'un embryon de poulet, sur le bord supérieur ou dorsal du germe uro-génital. Cette saillie, en croissant, se joint à la partie voisine de la lame fibro-cutanée. Entre ces deux parties réunies, une petite place reste ouverte, il s'y forme pour ainsi dire un trou, et ce trou marque la lumière du canal de Wolff. On voit, d'après cette description, que, pour Waldeyer, à un certain moment de son développement, le corps de Wolff est placé tout près et pour ainsi dire en contact du feuillet externe du blastoderme. Il se rattache donc en partie à l'opinion de His.

Romiti (2), un des élèves de Waldeyer, dans son article publié en 1873 dans le journal de Max Schültze, croit devoir affirmer que le canal de Wolff se forme chez l'embryon de poulet par une invagination de l'épithélium péritonéal de la région germinative de Waldeyer.

Gœtte (3) et Rosemberg avaient, avant ce dernier, observé ce mode de développement.

A. Schültze, en 1875, lui donne la même origine. Ces auteurs sont d'un avis diamétralement opposé à celui de His et de Waldeyer.

Pouchet, dans les conférences qu'il fit au laboratoire d'histo-

---

(1) *Eierstock und Ei*. Leipsig, 1870.

(1) Romiti. — *Della structura e sviluppo dell' ovaria* (*Rivista clinica*, 1873, p. 48.)

(2) Gœtte. — *Beitrage zur Entwicklungeschichte*, etc. (*Arch. f. anat.*, 1873.)

logie zoologique de l'école des hautes études, en 1876 (1), admet l'opinion de Gœtte, de Rosemberg et de Romiti ; mais il se demande s'il ne dérive pas aussi, dans une certaine mesure, peut-être par ses glomérules, de cette région du feuillet moyen qui avoisine le blastoderme externe, d'où Waldeyer le faisait provenir.

Mathias Duval, dans son article ovaire du Dictionnaire de Jaccoud, avait soutenu la théorie de Waldeyer ; mais, dans son article plus récent sur la spermatogenèse, il revient sur son opinion première pour la rectifier. Il prétend que, d'après ses recherches personnelles, on ne peut plus donner au corps de Wolff la même origine. Il le fait provenir d'une invagination de l'épithélium de la cavité pleuro-péritonéale, c'est-à-dire du cœlôme. Cette invagination se ferait dans la région toute supérieure du corps de l'embryon, au niveau des premières vertèbres de la région cervicale, presque immédiatement au-dessous de ce qui sera plus tard la base du crâne.

Il en indique ainsi le processus : « C'est d'abord une sorte de cordon cellulaire plein (sans lumière) qui, partant du fond de la cavité pleuro-péritonéale, traverse le lieu de jonction de la prévertèbre avec la somato-pleure, puis, arrivé entre la prévertèbre et l'ectoderme, se recourbe pour descendre parallèlement à l'axe du corps, entre l'ectoderme et la prévertèbre. Ce cordon se creuse dans sa partie initiale antérieure, à mesure que sa partie terminale postérieure se prolonge en arrière jusque vers l'intestin postérieur, dans lequel, lorsqu'à son tour elle est pourvue de lumière, elle finit par venir s'ouvrir. »

Rouget (2), rappelant les recherches de Max Braun, élève de Semper, de Semper lui-même et de Balfour, autorisé par le

---

(1) *Annales de gynécologie*, 1876.
(2) *Dictionnaire des sciences médicales.*

résultat de ses travaux personnels, conclut, dans son article sur le développement de l'ovaire, publié dans le *Dictionnaire des sciences médicales*, que le canal de Wolff, comme le conduit de Müller, sont formés par des dépressions, des diverticules de la cavité péritonéale, c'est-à-dire du cœlôme.

Il refuse donc, ainsi que Mathias Duval, au corps de Wolff et à ses annexes, une origine ectodermique.

Tel était l'état de la question en 1882.

Des recherches plus récentes sont venues, à notre avis, établir d'une façon indubitable l'origine ectodermique de l'ovaire.

Graf Spee (1), en 1884, étudia à nouveau cette question. Il fit des recherches sur le cochon d'Inde. Il est arrivé à conclure, d'après les coupes qu'il fit sur des embryons très jeunes, que l'ébauche du germe uro-génital se faisait par un bourgeonnement de l'ectoderme.

Mais c'est surtout à W. Flemming, embryologiste très distingué que l'on doit d'avoir définitivement tranché la question.

Il a publié ses résultats tout récemment dans les Archives d'Anatomie et de Physiologie (août 1886, *Anat. Abth.* Heft. III et IV).

Pour mener à bien cette étude, il faut, selon lui, s'adresser à des embryons très jeunes.

Sur un embryon de lapin d'un peu plus de 5 millimètres de long, il n'a déjà plus trouvé la continuité entre cette ébauche et l'ectoderme. Des coupes sériées, faites sur un embryon de lapin, le plus jeune qui ait été étudié jusqu'ici, lui ont montré ce qui suit : Du côté gauche du corps de l'embryon, un épaississement de l'ectoblaste ; du côté droit, sous une légère dépression ectodermique, la coupe de deux cordons : un gros et un petit. Ce dernier résulte évidemment de l'épaississement de l'ecto-

(1) Graf-Spee. — *Arch. f. An. und. physiol.* — *Anat. Abth.*, 1884.

derme auquel il est encore adhérent. Cette disposition montre que, de chaque côté du corps de l'embryon, les deux ébauches droite et gauche ne se font pas symétriquement. Il recommande aussi de faire des coupes en allant de l'arrière à l'avant, et de chercher en arrière, car, en avant, la continuité avec l'ectoderme est rompue.

La longueur sur laquelle se fait cette continuité n'est que de 1/3 de millimètre et de très bonne heure, même sur des embryons peu âgés, elle cesse d'exister.

Cette connexion de l'ébauche uro-génitale avec l'ectoderme est déjà une preuve en faveur de l'origine ectoblastique du système uro-génital. Une seconde preuve réside en ce fait, que la membrane qui double l'ectoderme intérieurement (à laquelle Hensen a donné le nom de *membrane prima*) passe sur la face ventrale du cordon uro-génital, qui dès lors se trouve séparé du mésoblaste, tandis qu'il fait corps avec l'ectoblaste.

Une dernière preuve est encore fournie par la présence de nombreuses divisions cellulaires de l'ectoblaste, par la direction de ces divisions à l'endroit même où l'ébauche uro-génitale se constitue.

Les coupes, qui sont figurées dans la planche qu'il joint à son travail, démontrent d'une manière indubitable le processus qu'il indique. Il est le seul qui ait donné des preuves aussi palpables à l'appui de sa théorie.

Les opinions si divergentes des Embryologistes trouveraient leur explication dans ce fait qu'ils n'ont pas étudié des embryons de même âge.

L'origine ectodermique de l'ovaire étant nettement démontrée, il nous sera facile d'expliquer la genèse des kystes dermoïdes de cet organe.

La formation de ces tumeurs trouve, en effet, une explication scientifique dans la théorie de l'*enclavement* (1).

Le corps de Wolff, naissant du feuillet externe du blastoderme, n'est-il point tout naturel d'admettre qu'il peut rester dans cet organe primitif un petit noyau, ou, pour mieux dire, un petit bourgeon épidermique qui pourra, un beau jour, se mettre à végéter et donner naissance à un kyste dermoïde de l'ovaire? Mais, nous objectera-t-on, vous n'expliquez nullement par là la présence dans ces tumeurs des parties complexes, telles que os, muscle, substance nerveuse.

Il nous est facile de réfuter cette objection.

Le corps de Wolff, une fois formé aux dépens du feuillet externe, chemine vers le feuillet moyen (Flemming l'a démontré), et vient se placer à la réunion de la masse vertébrale primitive avec la somatopleure. N'est-il pas évident que là encore peut se faire l'*enclavement* d'un petit bourgeon provenant de cette masse vertébrale primitive, laquelle donne naissance (tous les embryologistes le reconnaissent) à presque tout le matériel embryonnaire normal des cartilages et des os. Plus l'invagination du feuillet blastodermique externe est profonde, plus le contact de la partie invaginée et des éléments de la masse vertébrale primitive est intime.

Cette théorie de l'*enclavement* est non-seulement applicable à la formation des kystes dermoïdes de l'ovaire, mais encore à presque tous les kystes dermoïdes. Elle n'est pas, comme la théorie de la *parthénogenèse*, une théorie particulière, elle est une théorie générale.

Les kystes dermoïdes des ligaments larges, qu'on ne peut séparer de ceux de l'ovaire, y trouvent également leur explica-

(1) Nous empruntons cette dénomination au traité de M. LANNELONGUE sur les kystes congénitaux.

tion ; il en est de même des tumeurs dermoïdes intra-abdominales qui n'ont aucune connexion avec l'ovaire.

Alban-Doran, A. Fraenkel (1) considèrent, en effet, comme dépendant de l'ovaire, un certain nombre de kystes dermoïdes abdominaux. Ils admettent qu'ils se sont détachés de l'ovaire qui leur a donné naissance. D'autre part, ces kystes ont un pédicule formé par le péritoine et qui les rattache à la paroi postérieure de l'abdomen, ce qui semblerait démontrer « que, s'ils ne naissent pas de l'ovaire, ils ont, tout au moins, pris naissance auprès de l'axe de l'embryon et, par conséquent, tout près du lieu de naissance des kystes ovariens ». (Lannelongue.)

M. le docteur Vautrin, dans son excellente thèse de doctorat, leur donne, pour genèse, une greffe épithéliale entre les deux feuillets péritonéaux. Il a également démontré que les kystes inclus des ligaments larges pouvaient se former aux dépens d'ovaires surnuméraires dont l'existence est plus fréquente qu'on ne le croit généralement.

La théorie de l'*enclavement* rend donc encore parfaitement compte de la formation de ces tumeurs.

Poussant plus loin l'application de cette théorie, nous pourrons expliquer aussi très aisément la production des kystes dermoïdes de la région sacrée. Ne peut-il pas se produire, en effet, un enclavement embryonnaire, en même temps qu'un accident dans l'évolution des lames dorsales de l'embryon ?

Les kystes dermoïdes profonds des autres organes, tels que poumons (Meckel et Mohrt), foie (Barth), cités par Fraenkel, ne peuvent être expliqués par la théorie de l'enclavement. Ce fait n'infirme en rien sa valeur. Cette rareté pathologique pourra trouver plus tard son explication dans un vice de développement fœtal jusqu'alors inconnu.

Si nous passons aux kystes dermoïdes simples, superficiels,

---

(1) Observation LI.

l'explication en est encore plus facile. Dès 1855, M. Verneuil, dans son mémoire sur l'inclusion scrotale et testiculaire, leur donna déjà cette origine ; plus tard même, il l'étendit aux kystes dermoïdes du plancher buccal et de la joue dans deux thèses qu'il inspira (1). L'expérimentation est venue du reste confirmer plus tard les assertions de l'éminent chirurgien. Masse (2) de Bordeaux a pu obtenir de véritables kystes dermoïdes pileux par ses greffes épidermiques, intra-abdominales chez de jeunes rats blancs. La greffe sous-cutanée lui a fourni également de véritables tumeurs perlées sous-cutanées. Ce résultat est venu conformer l'opinion de notre maître, M. le professeur Gross : que les tumeurs perlées ont pour origine une cause vulnérante, qui refoulerait dans les parties profondes des éléments épithéliaux qui seraient le germe de certaines de ces tumeurs. On peut, d'ailleurs, considérer ces tumeurs comme le premier degré des kystes dermoïdes. Il semble même exister : « une gamme parfaitement régulière depuis le kyste dermoïde rempli de matière athéromateuse, c'est-à-dire de granulations graisseuses, de cristaux de cholestérine et de détritus de cellules épithéliales, jusqu'à la production kystiforme bourrée de cellules épidermiques cornées, c'est-à-dire la *perle épidermique* » (Gross) (3).

Pour nous résumer, nous dirons que la théorie de l'enclavement répond d'une manière satisfaisante à toutes les questions que soulève la pathogénie des kystes dermoïdes de l'ovaire, ce que ne font pas les autres théories que nous avons exposées et, qu'elle a le mérite de n'être pas une pure hypothèse et d'expliquer la genèse de presque tous les kystes dermoïdes.

---

(1) Thèse de LANDETA, 1863, et thèse de CUSSET, 1875, Paris.

(2) MASSE. — De l'origine des kystes dermoïdes. *Bulletin gén. de thérapeutique méd. et chirurg.*, t. VII, 30 avril 1885, p. 337.

(3) GROSS. — *Contribution à l'étude des tumeurs perlées*. Société de médecine de Nancy, 15 janvier 1884.

CHAPITRE III

ANATOMIE PATHOLOGIQUE

Pour être méthodiquement faite, l'étude anatomo-pathologique des kystes dermoïdes doit porter sur la *paroi* de la poche kystique et sur son *contenu*.

Examen de la paroi.

La paroi des kystes dermoïdes est généralement assez épaisse; quelquefois au contraire, elle est très mince. La face interne peut être complètement lisse, mais le plus souvent elle présente un certain nombre de petits départements mamelonnés qui ont des dimensions variées et font légèrement saillie sur les points environnants.

A leur niveau, la paroi paraît à l'œil nu être constituée par une membrane analogue à la peau. On y voit en effet des poils plus ou moins écartés les uns des autres et de petites saillies papillaires irrégulièrement distribuées.

La face interne du kyste dermoïde, dont nous rapportons l'observation, avait absolument cet aspect. Des coupes ont été pratiquées sur ces petits départements mamelonnés par M. le professeur agrégé Baraban, directeur du laboratoire d'histo-

logie à la Faculté de Médecine. L'examen microscopique y a montré l'existence d'une *couche épithéliale superficielle* et d'un *derme sous-jacent.*

Nous allons exposer dans tous ses détails l'étude histologique de ces parties.

Couche épithéliale. — Ce revêtement ressemble beaucoup à l'épiderme : il est remarquable par l'épaisseur relativement grande de la couche cornée, qui forme une stratification régulière ayant la moitié au moins de l'épaisseur de la couche totale. Les cellules qui la composent n'ont pas de noyaux ; les plus superficielles se détachent sous forme de lamelles prêtes à tomber dans l'intérieur du kyste.

Immédiatement au-dessous de cette couche cornée, se voit une rangée unique de cellules granuleuses fortement colorées par le carmin. Elles semblent devoir cette propriété à la présence dans leur intérieur de gouttelettes ou de granulations très fines d'éléïdine, comme dans le *stratum granulosum* de la peau. Viennent ensuite deux ou trois rangées de cellules polygonales à noyau bien colorées par le carmin, mais sans contour nettement limité. On n'y rencontre pas les dentelures qui, dans l'épiderme normal, hérissent les faces des cellules analogues. Enfin la couche la plus profonde du revêtement épithélial est formé de cellules généralement cylindriques implantées perpendiculairement à la paroi.

Cette lame épidermique est irrégulièrement mamelonnée, mais on ne peut pas dire que ces mamelons représentent réellement des papilles, car, au niveau des dépressions intermédiaires, la couche épidermique garde constamment la même épaisseur ; elle suit toutes les sinuosités du derme. Toutefois on trouve quelques traînées épithéliales qui partent çà et là de l'épiderme pour l'enfoncer plus ou moins obliquement dans le derme sous-jacent. Quelques-unes de ces traînées se bifurquent

à une certaine distance de la couche ; il semble que ce sont là des glandes en voie de formation.

Derme. — Le derme ressemble beaucoup à celui de la peau. Il est formé de fibres conjonctives entrecroisées et serrées les unes contre les autres. On y voit également un réseau de fibres élastiques, mais ces fibres sont très fines. Des vaisseaux peu abondants sillonnent cette couche, et parfois viennent former de véritables anses vers la surface libre. Le plus souvent cependant ils sont parallèles à cette surface.

Dans ce derme, il existe encore différentes sortes d'éléments, des bulbes pileux avec leurs glandes sébacées annexes, et des rudiments de glandes sudoripares avec quelques faisceaux de fibres musculaires lisses. Les bulbes pileux ne sont pas aussi bien formés qu'à la peau, les différentes couches de cellules qui les constituent n'étant pas aussi nettement dessinées.

Les glandes sébacées, annexées à ces poils, sont très nombreuses : peu profondes, elles offrent des culs-de-sac allongés parallèlement à la surface kystique comme s'ils avaient subi une pression dans ce sens. Ils ne forment pas en réalité par leur réunion des glomérules distincts, mais bien plutôt une couche continue située dans les couches profondes du derme.

Les glandes sudoripares sont beaucoup moins nombreuses et moins bien formées : nulle part nous n'avons vu de glomérules, mais simplement des canaux revêtus d'un épithélium caractéristique et des traînées épithéliales pleines, formées de petites cellules polyédriques.

Au-dessous du derme et des différents éléments que nous venons de citer, nous avons vu un tissu conjonctif lamellaire, dont les différentes couches, très serrées, sont parallèles à la paroi kystique et ne contiennent entre elles que de rares éléments cellulaires. On y trouve également quelques capillaires dirigés parallèlement aux couches de tissu fibreux et quelques

artères. Dans cette couche, il existe des masses osseuses et cartilagineuses, et de petits kystes accessoires, à peine visibles à l'œil nu. Ces petits kystes possèdent un revêtement épithélial bien différent des précédents.

Il se compose de deux ou trois couches cellulaires au plus ; les cellules superficielles cubiques ou cylindriques sont munies de cils vibratils très développés ; les cellules profondes arrondies sont petites et n'offrent rien de particulier. Au-dessus de cet épithélium, se trouve un derme constitué par des fibres conjonctives et des fibres élastiques ; ces dernières sont très fines.

Les masses cartilagineuses sont de petit volume et sont formées par un mélange de cartilage réticulé et de cartilage hyalin à chondroplastes plus ou moins volumineux, parfois très riches en cellules.

La petite plaque osseuse que nous avons trouvée est caractérisée exclusivement par les ostéoblastes qu'elle contient. On n'y rencontre pas la distribution habituelle en lamelles concentriques du tissu osseux normal, et, sous ce rapport, elle ressemble plutôt à une masse de cément qu'à du tissu osseux proprement dit. L'analogie est d'autant plus marquée que beaucoup de ces ostéoblastes sont irréguliers ; les uns sont petits, les autres volumineux. Leurs canalicules sont tantôt rudimentaires, tantôt au contraire ils sont très longs et très épais.

Examen du contenu.

Le contenu des kystes dermoïdes est en partie un liquide oléagineux assez épais, qui contient une masse gluante ressemblant au *vernix caseosa*. Cette masse est composée de graisse molle d'une couleur jaunâtre au milieu de laquelle se trouvent des poils plus ou moins enchevêtrés. On y voit souvent aussi des cheveux de longueur variable. Dans notre kyste, il y avait

plusieurs pelotons de cheveux dont les plus longs mesuraient 12 centimètres. Ces cheveux sont presque toujours chatains-clairs, quelquefois blonds ou rougeâtres. Chez les négresses, ils présentent absolument le même caractère. On rencontre aussi au milieu de la graisse des cristaux de cholestérine.

Immédiatement après l'extirpation du kyste, une partie de la masse graisseuse est encore liquide, mais elle se fige, dès que le refroidissement commence, ce qui prouve que le point de fusion de ce mélange graisseux est à peu près la température du corps.

Dans un cas de Péan, qui figure au nombre de nos observations, la masse graisseuse était divisée en petits pelotons arrondis de la grosseur d'une noisette. On peut en compter une soixantaine. Ils nageaient dans un liquide gluant et brun. Le pédicule du kyste était tordu. Aussi, pout-on attribuer cette division au mouvement de rotation du pédicule. Fraenkel (1) rapporte aussi l'observation d'un kyste dans lequel on trouvait de nombreux pelotons durs, plus ou moins arrondis, irréguliers, de grosseur variable et composés de graisse, de cellules épithéliales et de cheveux.

Tel est le plus souvent le contenu des kystes dermoïdes. Il existe cependant des formations beaucoup moins constantes, je veux parler des *dents* et des *os*.

Les *dents* sont le plus souvent implantées dans la couche de tissu conjonctif située immédiatement au-dessous du derme. Elles proéminent dans la cavité kystique et ce n'est que beaucoup plus rarement qu'elles sont complètement contenues dans la paroi. Quand elles sont implantées dans des disques osseux, ces derniers contiennent des alvéoles. En général, elles leur seraient très peu adhérentes.

---

(1) Voir nos observations.

Il existe dans les collections de la clinique de M. le professeur Gross un exemple très curieux de cette variété de kystes dermoïdes (1). Sur la face interne de ce kyste qui provient d'une jeune femme ovariotomisée par M. le professeur Herrgott, il existe une houppe de dents implantées dans un morceau d'os, et faisant saillie à l'intérieur. Ces dents, au nombre de sept, ont un développement complet. Elles ont toutes les parties constituantes de la dent normale, émail, ivoire, cément, racine, collet et couronne. Deux d'entre elles offrent distinctement la forme de petites molaires, trois ressemblent à des incisives, et la sixième représente une canine. La septième seule ne peut être rapportée à aucun type. Elle est du reste séparée des autres et située près de la base de la houppe ; elles sont toutes solidement maintenues dans des alvéoles. A ce niveau, la paroi interne du kyste offre l'aspect d'une éponge très fine, dont les trous représentent certainement le point d'implantation des poils qui existaient en cet endroit, et dont il reste encore quelques vestiges. Malgré leur grande ressemblance avec les dents normales, il est cependant facile de reconnaître que ce ne sont pas des dents de la bouche.

Quand elles ne sont que rudimentaires, c'est le cément qui fait le plus souvent défaut.

La fréquence des dents est variable. Ainsi Lebert a trouvé 63 fois des dents dans 120 cas rapportés par lui. Pauly, dans 245 cas, n'en a rencontré que 46 fois seulement.

Le nombre des dents trouvées dans les kystes dermoïdes est loin d'être toujours le même. Le plus souvent, on n'y en rencontre que quelques-unes, mais elles peuvent être parfois en très grand nombre. Ainsi Gomez Tones (2) a trouvé, dans le kyste

(1) Nous en donnons le dessin à la fin de notre travail.
(2) Voir nos observations.

dermoïde d'une fille de 25 ans, 100 dents implantées dans des disques osseux et presque toutes bien développées.

Jacques Plouquet et plus tard Autenrieth, cités par Olshausen (1), ont compté jusque 300 dents dans le kyste d'une femme de 22 ans.

La présence d'un aussi grand nombre de dents n'est possible qu'en admettant une formation souvent répétée de celles-ci.

On trouve aussi quelquefois, mais beaucoup plus rarement, des formations analogues à des ongles (2).

Les *os* se trouvent implantés dans la couche du tissu conjonctif de la paroi, ainsi que nous l'avons dit plus haut. Il existe au laboratoire d'anatomie pathologique de la Faculté une pièce intéressante à ce point de vue.

C'est un kyste multiloculaire présentant trois loges. Au niveau de la loge principale et de la loge moyenne, se trouvent disséminées de petites plaques osseuses. Elles ont pour la plupart la forme de tablettes irrégulières d'une épaisseur variable. Elles sont constituées presque toutes par de la substance compacte ; nous en avons donné la constitution histologique lorsque nous avons décrit la paroi de notre kyste.

Mais ce qui est surtout remarquable dans cette pièce, c'est, à la partie toute supérieure de la poche moyenne, une sorte d'arc osseux, faisant une saillie de 2 centimètres au moins dans l'intérieur. De forme aplatie, il a trois centimètres de long, sur 8 millimètres de large. Si l'on voulait trouver des analogies entre cet os et un os normal, on pourrait le comparer à la moitié interne de la clavicule d'un enfant de deux ans. Il existe aussi à la naissance du pédicule du kyste, deux dents, une in-

---

(1) *Loc. cit.*

(2) CRUVEILHIER. — (Livre III, planche 5, fig. 3).

cisive et une petite molaire implantées dans la paroi de la poche moyenne.

Dans la paroi du kyste dont nous rapportons l'observation, nous avons trouvé du cartilage; c'est là un fait assez rare, ou du moins rarement signalé par les auteurs.

Autres tissus. — Steinlin d'abord, Virchow, Rokitansky, Axel Key et d'autres encore ont trouvé dans les kystes dermoïdes de la *substance nerveuse*. Elle renferme le plus souvent les parties constituantes de la substance normale grise du système nerveux central.

Virchow cite un cas où la masse nerveuse formait des couches semblables à celles du cervelet. Key en a trouvé dans la cavité d'un os. Rokitansky en a rencontré dans une espèce de capsule osseuse formant la base d'un os qui se trouvait implanté dans la paroi d'un kyste. Cette masse nerveuse de forme ganglionnaire donnait naissance à un tronc nerveux, qui lui-même se divisait en faisceaux plus fins qui se perdaient daus la couche épidermique.

Virchow y a décrit encore des fibres *musculaires lisses*.

Les kystes dermoïdes de l'ovaire renferment donc les productions les plus étranges et les plus bizarres.

CHAPITRE IV

ÉTIOLOGIE ET FRÉQUENCE

L'origine congénitale des kystes dermoïdes superficiels, acceptée, pour ainsi dire, sans conteste, par tous les auteurs, ne l'est plus, quand il s'agit des kystes dermoïdes profonds et surtout des kystes dermoïdes de l'ovaire.

Des statistiques sérieuses, dressées sur un grand nombre de cas, montrent cependant d'une façon très évidente que les kystes dermoïdes de l'ovaire s'observent principalement dans la jeunesse et l'âge adulte. Il existe même un certain nombre d'observations où l'origine congénitale de ces kystes est manifestement démontrée.

Voici les statistiques de Lebert et de Pauly :

	LEBERT.	PAULY.
De 1 à 5 ans	0	4
5 à 10 —	1	3
10 à 15 —	8	10
15 à 20 —	3	8
20 à 25 —	8	12
25 à 30 —	7	14
30 à 35 —	4	10
35 à 40 —	8	11

40 à 45 —	7	8
45 à 50 —	6	10
50 à 55 —	2	5
55 à 60 —	3	3
60 à 65 —	1	1
65 à 70 —	0	2
Au-dessus de 70 —	1	2

Lannelongue, dans son livre sur les kystes congénitaux, a fait également une statistique portant sur des cas non publiés par Lebert et Pauly. Il a séparé les cas où le début de l'apparition de la tumeur était mentionné de ceux dont il n'avait aucun renseignement sur ce point.

Nous reproduisons également sa statistique :

	DÉBUT MENTIONNÉ	ABSENCE DE RENSEIGNEMENTS SUR LE DÉBUT
De 1 à 5 ans	3	0
5 à 10 —	2	0
10 à 15 —	1	1
15 à 20 —	4	4
20 à 25 —	4	0
25 à 30 —	3	1
30 à 35 —	2	3
35 à 40 —	1	5
40 à 45 —	4	2
45 à 50 —	2	6
50 à 55 —	0	2
55 à 60 —	0	3
60 à 65 —	0	1
65 à 70 —	0	0
Au-dessus de 70 —	0	1

Pigné, sur un relevé de quarante-neuf kystes pilifères et ossifères de l'ovaire, en a trouvé cinq chez des vierges au-dessous de douze ans, six de six mois à deux ans, quatre chez des

fœtus à terme n'ayant jamais respiré, et deux chez des avortons avant la fin du huitième mois.

Schwartz, dans son article (ueber Ovariotomie bei Kindern; *Arch. f. Gynœk.*, 1878, Bd. XIII, h. 3, s. 475), admet que chez les enfants, les tumeurs de l'ovaire sont souvent des kystes dermoïdes.

Rœmer a publié également un cas d'ovariotomie pratiquée avec succès chez un enfant de vingt mois pour un kyste dermoïde.

Kloss cite un cas de kyste dermoïde chez une fillette de 7 ans. La tumeur pesait 3 kilog. et demi. Baillie, chez une fille de 12 ans non menstruée. Nysten rapporte un cas semblable.

Il ressort de tous ces faits que la fréquence des kystes dermoïdes se montre à l'époque de la menstruation et immédiatement après; c'est de 10 à 30 ans que l'on en trouve le plus grand nombre. A partir de 40 à 45 ans, les kystes dermoïdes deviennent de plus en plus rares. La vieillesse cependant peut en être atteinte. Potter (Lond. obst. transact. XII, p. 246) a trouvé, à l'autopsie d'une femme de 83 ans, un kyste dermoïde du poids de 89 onces qui n'avait jamais déterminé de douleur. Le pédicule était cependant tordu.

Kœberlé en trouva un à l'autopsie d'une femme de 75 ans, vierge, renfermant un kilogr. de graisse, des cheveux épars et une grosse dent malade.

L'apparition de ces tumeurs à toutes les époques de la vie, leur présence constatée chez des fœtus et même chez des embryons, leur structure anatomique conduisent fatalement à une origine congénitale, et font admettre que ces kystes ont une évolution lente, que leur volume reste souvent stationnaire pendant une période de plus de dix années, et que, pendant ce temps, ils restent latents et ne provoquent aucune douleur.

L'apparition, plus fréquente de ces tumeurs à l'époque de la

puberté, est probablement liée au développement, à l'activité qui s'empare à ce moment des organes génitaux. La tumeur est, pour ainsi dire, réveillée de son engourdissement.

Faut-il admettre que ces tumeurs arrêtent l'évolution du corps chez les enfants ? Olshausen le pense, et, à l'appui de son opinion, il cite le cas d'une fille de 16 ans qu'il opèra d'un cystôme proliférant, le 16 juillet 1881. Elle n'était pas encore réglée et son développement corporel ressemblait à celui d'une enfant de 10 à 12 ans. Il ajoute que très rarement on trouve des cas contraires. Il cite cependant l'observation de Foulis (obs. J. of Gd. Br. a. Ireland, 1876, april 31). C'est une jeune fille de 13 ans à laquelle Keith a extirpé un kyste dermoïde contenant des cheveux noirs assez longs. Elle était très bien développée et avait un pubis garni de poils.

Schwartz rapporte le cas analogue d'une petite fille de quatre ans ayant un gros cystôme proliférant, et qui montrait cependant un développement précoce du corps, et des écoulements sanguins simulant les écoulements menstruels.

Kussmaul, dans son excellent travail sur la menstruation trop précoce, parle de cas semblables.

Comment donc expliquer cette influence fâcheuse des tumeurs de l'ovaire ? Faut-il admettre, comme le fait Olshausen, que la néoformation, ou bien le développement du kyste dermoïde s'emparant de tout le stroma de l'ovaire, arrête par là, dans une certaine mesure, le développement du corps. Cette hypothèse est très vraisemblable. N'y a-t-il pas, en effet, un lien sympathique qui relie les différents organes entre eux ?

Le cas de Péan, qui figure au nombre de nos observations, semble aussi le démontrer. Lorsqu'il revit son opérée quelques années plus tard, elle était plus grande et plus forte que sa sœur aînée ; elle avait été réglée à quinze ans, et, depuis cette époque, la menstruation a toujours été régulière.

Quelle est la fréquence de ces tumeurs ? Si nous consultons les tableaux dressés par les différents auteurs, nous voyons que les proportions sont loin d'être les mêmes.

Spencer Wells, sur 1000 cas cite 22 kystes dermoïdes.

Péan	—	588	—	12	—
Olshausen , .	—	320	—	16	—
Keith	—	268	—	7	—
Schrœder . .	—	202	—	9	—
Terrier. . . .	—	100	—	5	—
Savage. . . .	—	52	—	1	—

M. Gross, de Nancy, sur 13 kystes de l'ovaire qu'il opéra dans ces dernières années, ne rencontra qu'un seul kyste dermoïde. Si nous prenons la moyenne, nous aurons, sur 100 kystes de l'ovaire, 2,55 kystes dermoïdes.

CHAPITRE V

SYMPTOMES ET DIAGNOSTIC

Symptômes.

La symptomatologie des tumeurs abdominales et en particulier des tumeurs qui prennent naissance dans la sphère génitale de la femme est souvent obscure, dénuée de caractères cliniques suffisants pour une interprétation rigoureuse. Si l'erreur est facile, quand il s'agit de différencier une tumeur ovarienne, combien n'est-il pas plus aisé de confondre les néoplasmes de l'ovaire entre eux ? On comprend donc la nécessité d'insister sur les symptômes particuliers à la variété de tumeurs qui nous occupe : aux kystes dermoïdes.

Il résulte des considérations, que nous avons émises au chapitre de l'étiologie et de la pathogénie, que le début de l'affection remonte toujours à la naissance et qu'il reste inappréciable à nos sens. C'est un caractère essentiel qui nous échappe donc le plus souvent ; toutefois il est des cas où le kyste conserve pendant la vie un volume médiocre, peu gênant, mais sensible pour la malade et pour l'observateur.

Le diagnostic de tumeur dermoïde s'impose alors et il est facile de le vérifier à l'autopsie. Ce sont surtout, dit Pom-

mier (1), les kystes pili-graisseux qui se présentent sous cet aspect, ne prenant le plus souvent qu'un volume intermédiaire à celui d'un œuf de poule et à celui d'une tête d'enfant. Beaucoup de dermoïdes ovariens conservent pendant longtemps un moyen volume, restent stationnaires et ne compromettent nullement la santé ; c'est encore là un signe qui leur appartient presque en propre. D'autres au contraire, après avoir subi un arrêt momentané dans leur évolution, augmentent peu à peu et d'une allure continue, jusqu'à ce qu'ils produisent des troubles incompatibles avec l'existence. Il en est d'autres encore qui, enrayés d'abord dans leur marche, grossissent très vite, à l'instar des autres kystes.

Cependant on peut dire que le dermoïde a une marche lente, souvent inaperçue, qui ne se trahit pas toujours, surtout chez les femmes qui n'ont pas eu d'enfants.

D'après ce qui vient d'être dit, le volume des kystes dermoïdes peut être des plus variables. Petits au début, longtemps équivalents à la grosseur d'une orange, ils peuvent cependant acquérir un grand développement au point de remplir la cavité abdominale comme dans un cas de Millard (2). Ces cas sont rares, et l'on doit admettre que le dermoïde ne prend d'habitude qu'un développement médiocre dépassant peu fréquemment le volume d'une tête d'enfant.

Dans l'observation de M. Gross, la tumeur avait pris une expansion assez considérable vers l'abdomen. La forme des dermoïdes est en général régulière, sphéroïde ou ovoïde ; perçue à travers l'épaisseur des parois abdominales, on lui reconnait une configuration aussi nette que celle du globe vésical rempli d'urine. Ce n'est pas à dire que la superficie du néo-

---

(1) Pommier. — Thèse de Strasbourg, 1864.
(2) *Progrès médical*, 1884, p. 393.

plasme soit lisse et unie comme les parois du réservoir urinaire, mais, comme elle est située plus profondément, les irrégularités ne sont pas sensibles à la palpation. Il est à remarquer qu'au moment où la tumeur commence à grossir, les saillies et les dépressions apparaissent à sa surface, comme si certains points de la coque kystique ne pouvaient prendre part à la prolifération des éléments voisins. C'est au niveau des parties où des productions osseuses sont incrustées dans les parois que l'arrêt du développement est plus sensible. Une autre cause commande aussi les altérations de forme, c'est l'inflammation du kyste. Cette inflammation se répercute à la périphérie, produit des adhérences avec les parties voisines, change les rapports anatomiques et, dans certains cas, rend la tumeur absolument méconnaissable.

Joignez à cela la possibilité de néoplasmes de différente nature, dégénérescences kystique, cancéreuse, etc., de l'ovaire, venant compliquer la lésion primitive. Telles sont les principales influences qui altèrent l'aspect ordinairement régulier des dermoïdes.

Quant au nombre de ces tumeurs, il peut être quelquefois difficile à apprécier ; le plus souvent, le kyste dermoïde est simple, mais l'étude de sa pathogénie nous a montré qu'il pouvait être multiple dans une seule glande ovarienne ou dans les deux glandes ; sur 82 cas, Lebert a noté 6 fois la présence de dermoïdes dans les deux ovaires. Meckel trouve 3 tumeurs doubles seulement sur 34 observations. Les dermoïdes sont donc le plus souvent uniques et nous pouvons ajouter, plus fréquents dans l'ovaire droit que dans le gauche. Dans nos observations, le siège précis de la tumeur n'est pas noté avec assez de soin pour que nous puissions en tirer une déduction. Lebert signale 39 tumeurs dermoïdes à droite et 19 à gauche. Meckel note 17 fois le siège à droite et 7 fois à gauche.

Un des caractères les plus constants des kystes dermoïdes de l'ovaire est sans contredit la densité qu'ils présentent. Au début, la consistance est toujours dure, résistante ; elle garde cette propriété pendant toute la vie dans la plupart des cas ; rarement elle devient molle et fluctuante. Les auteurs signalent cependant des dermoïdes ramollis en partie au point de présenter l'analogie la plus complète avec les kystes ovariques ordinaires, témoin le cas cité par Hartmann (1). Pommier rapporte aussi une observation semblable dans sa thèse. Cette anomalie est probablement le résultat d'une véritable émulsion produite par le mélange des matières grasses avec des matières albuminoïdes. La présence de ces dernières suppose une exsudation intra-kystique et une augmentation de volume rapide. Lorsque le kyste est multiloculaire, certaines loges peuvent être remplies de matières grasses, sébacées, de poils, etc.; d'autres au contraire recélent un liquide albumineux qui ne le cède en rien comme caractères au contenu des kystes ovariques. Spencer Wells (2) en rapporte un exemple. D'autres fois le dermoïde s'est accolé à un kyste voisin développé dans la glande ; il en résulte finalement un seul néoplasme d'apparence multiloculaire à contenu disparate. Dans des circonstances assez fréquentes, à part les cas de suppuration, le contenu des dermoïdes peut être clair, transparent, citrin, blanc jaunâtre ou hémorrhagique, nous dit Cousin. D'après ce qu'on vient de voir, la consistance du néoplasme ne suffit donc pas pour le caractériser, et il est besoin d'autres signes, fort utiles quand ils existent. Ils résident dans les caractères physiques de la tumeur, dans la présence de plaques osseuses perceptibles grâce à leur dureté, au niveau de la paroi sur laquelle elles sont implantées.

---

(1) Hartmann. — *Progrès médical*, 1884, p. 393.
(2) Spencer Wells. — *Des tumeurs de l'ovaire*, Trad. Rodet, p. 47.

C'est ainsi que Spencer Wells put porter un diagnostic dans trois cas embarrassants. En résumé, on pourra observer à l'examen d'un kyste dermoïde tous les degrés de consistance intermédiaires à ceux du kyste ovarique simple et de la tumeur solide; néanmoins il faut retenir que, le plus souvent et surtout au début, ces productions présentent une résistance particulière, caractéristique, quand elle est facile à percevoir.

Abordons maintenant la question du siège des dermoïdes. Nous avons vu qu'ils siégeaient fréquemment dans les ovaires et surtout du côté droit, mais les rapports anatomiques peuvent varier à l'infini et la symptomatologie s'en obscurcit d'autant. Comme le dermoïde est petit pendant une grande période de la vie, son domaine ne dépasse pas alors la cavité pelvienne et, dans la majorité des cas, il reste appendu à l'aileron postérieur du ligament large, comme un fruit à la branche qui le soutient. Pour ceux qui savent combien les phlegmasies périutérines modifient les rapports anatomiques des organes pelviens, il sera facile de comprendre la raison des aspects si différents des dermoïdes. Le plus souvent ils sont pédiculés, dit Spencer Wells, et par conséquent ils sont naturellement mobiles à la surface du ligament large, ou dans le segment postérieur de la cavité pelvienne et dans le cul-de-sac de Douglas. Ce sont les cas les plus simples, ceux qui passent inaperçus pendant la première partie de la vie en raison du volume exigu du néoplasme. Quelquefois, tout en restant pédiculé, le kyste peut contracter des adhérences avec les parties voisines et devenir immobile dans le pelvis ; il n'est pas rare non plus de le voir perdre toute connexion avec l'ovaire par la rupture du pédicule et se greffer sur la séreuse des organes environnants. Alban Doran (1), dans une communication à la Société royale de méde-

(1) Alban Doran. — *Journal des Sociétés scientifiques*, 6 mai 1885.

cine et de chirurgie de Londres, en 1885, démontrait que beaucoup de kystes dermoïdes de l'abdomen tiraient leur origine de l'ovaire et étaient en réalité des tumeurs ovariennes séparées de leur lieu de naissance. On pourra donc, par l'analyse bien exacte des signes cliniques fournis par le néoplasme, conclure à son indépendance vis-à-vis de la glande ovarique ; en réalité, on se sera trompé, du moins quant à la genèse, et peut-être aussi quant à la nature de la maladie.

Au lieu de se développer vers l'abdomen ou dans la séreuse péritonéale, les dermoïdes sont susceptibles de subir encore une autre évolution qui, pour être plus rare, n'en n'est pas moins fort importante au point de vue du traitement.

Nous voulons parler de l'inclusion ligamentaire ; nous avons démontré, au chapitre de la pathogénie, la possibilité de l'existence d'ovaires surnuméraires dispersés autour de la glande principale dans l'aileron postérieur du ligament large ; en raison de l'origine ectodermique de ces débris glandulaires, nous sommes autorisé maintenant à expliquer l'inclusion des dermoïdes intra-ligamentaires par le développement de ces tumeurs dans leur stroma, tout en gardant sur ce point la priorité pour l'ovaire lui-même.

Nous dirons donc, à la suite de Vautrin, que les dermoïdes ovariens peuvent être *intra-péritonéaux* ou *inclus* à un degré variable dans les ligaments larges. La symptomatologie diffère dans ces différents cas. On conçoit facilement qu'une tumeur mobile, libre dans la cavité péritonéale, ne produira que des troubles relativement peu intenses ; au contraire, une tumeur incluse s'accompagnera de symptômes douloureux, de déplacement et de compression des viscères, complications avec lesquelles le chirurgien devra surtout compter. Suivons maintenant l'évolution d'un dermoïde dans ses différents stades et exposons le tableau clinique de l'affection.

La présence d'un kyste dermoïde est révélée au début par deux signes presque constants : la *douleur* et les *troubles menstruels*.

La *douleur*, dans les cas de tumeurs intra-péritonéales, n'apparaît qu'au moment où les dernières ont déjà acquis un volume assez considérable ; dans les cas de tumeurs incluses en partie ou en totalité, ce symptôme se montre dans les premiers temps soit à cause de la compression exercée sur les plexus nerveux, sacrés, lombaires ou ovariens, soit en raison de l'irritation communiquée à la séreuse péritonéale. Ces douleurs sont rarement localisées en un point de la cavité pelvienne, elles s'irradient vers les aines, les flancs, sous forme d'accès paroxystiques assez fréquents. Olshausen cite des cas où les kystes sont restés enfouis dans le petit bassin pendant plus de dix ans sans traduire leur présence par d'autres signes que des douleurs lancinantes. Dès que le dermoïde a acquis un développement plus marqué et qu'il atteint la hauteur de la ligne innominée, il survient des tiraillements et des irradiations douloureuses dans les fosses iliaques et vers les membres inférieurs (Cousin). Si le néoplasme, empêché dans son développement vers en haut, se porte vers le plancher pelvien, ce sont des sentiments de pesanteur périnéale, du ténesme vésical et rectal persistant, se joignant à des désordres fonctionnels graves.

Les troubles menstruels existent souvent avec les dermoïdes. Tantôt il y a suppression de l'écoulement cataménial, tantôt les règles sont plus rapprochées, plus abondantes ; enfin, dans des cas assez fréquents, les fonctions utérines ne sont nullement perverties. Lorsque la menstruation est supprimée, on peut dire ou bien que les deux ovaires sont intéressés, ou bien que la tumeur a fait subir à la matrice un déplacement notable. C'est ce qui arrive dans les conditions d'un kyste intraligamentaire

ou extra péritonéal. On sait que l'utérus est alors élevé et en anté-position le plus souvent, ou encore il est rejeté en latéro-position ; il peut même être absorbé par le néoplasme et refoulé vers en bas. Neumann a cité un cas où cet organe avait été chassé à l'extérieur par le développement pelvien d'un kyste, et pendait entre les cuisses de la malade. Dugès observa une femme atteinte d'une tumeur ovarique qui avait pris la place de la matrice et oblitérait le vagin.

Dès que ces deux premiers signes, la douleur et les troubles menstruels, ont apparu, l'attention éveillée de la malade ou du chirurgien ne tarde pas à en découvrir la cause ; elle est d'ailleurs appréciable dès ce moment. Le dermoïde se développe, en effet, vers la cavité abdominale comme un kyste ordinaire, quoique plus lentement, et donne au ventre un aspect caractéristique si bien décrit par Wells, et sur lequel nous n'avons pas à insister. Disons seulement que, dans les dermoïdes, le développement du ventre est beaucoup moindre que dans les autres tumeurs ovariennes ; la tuméfaction reste longtemps peu considérable et localisée dans une des régions latérales. Si le néoplasme prend son accroissement dans la cavité pelvienne en soulevant les feuillets ligamentaires, les symptômes sont alors modifiés, mais il n'est pas besoin d'une grande expérience, ni d'une grande sagacité chirurgicale pour reconnaître les principales connexions. Le palper abdominal et le toucher montrent que l'utérus est élevé, et les culs-de-sac vaginaux effacés ; quelquefois la vessie et le rectum sont comprimés et l'on peut sentir des lobules de la tumeur arrivés au contact du plancher pelvien.

Nous ne voulons pas décrire les symptômes communs aux kystes dermoïdes et aux kystes ovariens ordinaires. Cet exposé est fait dans tous les livres classiques, mais nous devons nous appesantir spécialement sur la *marche* et les *complications* que peuvent présenter les tumeurs dont nous nous occupons.

Marche. — Le dermoïde peut garder pendant toute la vie un volume exigu, nous le savons. Souvent il quitte cette allure tranquille pour prendre un développement inquiétant qui nécessite une intervention et peut causer la mort. Rien n'est donc défini dans cette évolution, et les causes de ces paroxysmes nous échappent le plus souvent. Olshausen croit que l'accroissement de ces kystes est dû, dans bien des cas, à une dégénérescence colloïde. Pour Lebert, l'apparition et la disparition des règles auraient une influence incontestable, mais il n'explique pas les cas assez fréquents de développement subit pendant l'enfance. Bretonneau et Cazeaux prétendaient que la grossesse mettait obstacle à l'acroissement des dermoïdes. D'autres auteurs prétendent, aujourd'hui, le fait contraire. Avouons que nous ne connaissons pas les causes de la marche, si irrégulière, de ces tumeurs ; elles sont diverses et semblent ne point dépendre des phénomènes qui signalent la vie génitale de la femme.

Complications. — La complication la plus fréquente des kystes dermoïdes réside dans la production de péritonites adhésives partielles, rarement généralisées. Les premières sont dues, dit Olshausen, à la gène qu'éprouve la tumeur dans la cavité pelvienne, aux pressions réciproques des organes qui remplissent le bassin ; les secondes proviennent surtout de la rupture du kyste et de l'épanchement de son contenu dans le péritoine. Pour ceux qui ont assisté à l'extirpation de tumeurs intra-pelviennes, il n'est pas besoin de rappeler la fréquence des adhérences qui réunissent entre eux les viscères et rendent l'opération difficile, sinon impossible.

Les pelvi-péritonites accompagnent volontiers les productions néoplasiques utérines ou ovariennes. Elles sont d'autant plus imminentes que la cause originelle persiste plus longtemps. Les congestions périodiques, les grossesses successives sont des raisons prédisposantes aux péritonites partielles. Telles

sont les conditions dans lesquelles on observe habituellement des phénomènes douloureux, des compressions viscérales et les déplacements de l'utérus.

Il est aussi une complication, qui, jusqu'à ces derniers temps, n'avait pas beaucoup occupé les auteurs, bien observée et décrite par Olshausen, c'est la suppuration intra-kystique. Spencer Wells n'y attache pas une grande importance, et c'est à peine si Pommier et Cousin en font mention dans leurs thèses. Le contenu des dermoïdes, d'après Olshausen, constitue un terrain de culture plus propice aux éléments infectieux que la substance colloïde des cystômes proliférants ordinaires ; aussi n'est-il pas étonnant que ces tumeurs soient un lieu de moindre résistance où les organismes de la suppuration vont s'arrêter et pulluler à l'infini. De cette façon se trouve installée une complication terrible, qui va déterminer des phénomènes généraux graves, fièvre hectique, consomption rapide des forces, catarrhes intestinaux suivis de mort à brève échéance.

La terminaison n'est cependant pas toujours fatale, témoin les cas où la collection purulente kystique s'évacue dans les réservoirs naturels que contient le bassin. L'irruption du pus dans la séreuse péritonéale est toujours mortelle ; heureusement elle est une rareté dont il existe peu d'observations. La disposition du péritoine pelvien, l'inflammation périphérique, consécutive à l'établissement de la suppuration, deviennent une sauvegarde et sont la cause de l'évacuation par les cavités naturelles.

L'irruption du pus par le vagin est l'issue la plus favorable qui puisse se produire ; on la rencontre surtout dans les cas de dermoïdes inclus dans les ligaments larges et situés dans le tissu cellulaire pelvien. Les rapports anatomiques du vagin montrent assez que la suppuration n'est pas un accident à redouter dans ces cas ; on peut voir en effet le kyste se ratatiner peu à peu, sa cavité se réduire et disparaitre. D'autres fois la

coque s'invagine, petit à petit s'engage dans l'orifice fistuleux et est expulsée sous la forme d'une tumeur polypoïde. Hermann a cité des observations semblables à la Société obstétricale de Londres. Nous rapportons un cas de Robert Barns (1) dans lequel, après un accouchement, il y eut un abcès rétro-utérin qui s'ouvrit dans le cul-de-sac vaginal postérieur, et donna issue à des paquets de cheveux mêlés à une certaine quantité de matière sébacée.

L'ouverture dans la cavité utérine est plus rare, ce qui se comprend du reste en raison de l'épaisseur des parois de l'organe et de sa position dans le bassin.

Une terminaison fréquente est l'issue du pus dans la vessie. Waelle (2) a consacré à l'étude de cet accident son travail inaugural. De l'analyse des observations qu'il a pu colliger, l'auteur conclut que les signes cliniques de cette complication consistent en dysurie, hématurie et surtout dans la présence dans l'urine de poils ou de matière purulente et sébacée. Il cite un cas qu'il a observé, où il retira de la vessie d'une malade, la veille de sa mort, une dent et un paquet de cheveux. L'ouverture dans la vessie est en général une terminaison fâcheuse, à cause de la stagnation dans le réservoir urinaire des détritus graisseux ou pileux provenant du kyste. Royer, dans un mémoire sur la pili-miction insiste sur le diagnostic et le pronostic de cet accident ; nous verrons comment Hermann a réussi à conjurer les dangers qu'il suscite.

L'ouverture dans le rectum se produit à la faveur d'adhérences inflammatoires par le même mécanisme que dans les cas d'abcès rectaux. La guérison n'est pas rare dans ces conditions, elle survient même assez rapidement.

---

(1) Barns. — *S' Hospital Reports*, 1878. *In archiv. de Tocologie*, 1879, p. 49.

(2) Waelle. — *Centralb. für Gyn.*, 1881, p. 421.

Quand le kyste dermoïde a pris son développement vers l'abdomen, il ne tarde pas à faire saillie au-dessus du détroit supérieur en soulevant la paroi abdominale. Supposons que la suppuration se produise dans ces circonstances; il se formera des adhérences avec le péritoine pariétal antérieur, et le pus ne tardera pas à se créer une voie à travers la paroi. Pommier cite plusieurs cas de ce genre, et Olshausen en parle comme d'une complication assez dangereuse. Nous rapportons aussi à la fin de ce travail une observation intéressante de Krogmann (1) et une autre de Schreiber (2) où cette terminaison s'est produite. Telles sont les voies principales par lesquelles se fait l'évacuation spontanée des kystes dermoïdes. Il nous reste à examiner les autres complications que l'on peut rencontrer (nous laisserons de côté les rapports de ces tumeurs avec la grossesse, question grosse de conséquences et traitée récemment dans l'excellente thèse de Remy (3)) : La torsion du pédicule en ce qui concerne les dermoïdes.

Frænkel (4), dans un travail spécial, prétend que la lenteur du développement et les diverses modifications physiologiques qui signalent la vie sexuelle de la femme prédisposent à cet accident. Il en résulte souvent une rupture de ce pédicule, un spacèle de la tumeur, des hémorrhagies dans son intérieur, quelquefois l'atrophie et presque toujours la suppuration. Kœberlé (5) rapporte un exemple de kyste dermoïde ayant suppuré par suite de la torsion du pédicule.

La dégénérescence de la tumeur est aussi un accident fâcheux que l'on rencontre quelquefois en parcourant les auteurs. Nous avons déjà cité plus haut la dégénérescence colloïde, il nous faut maintenant mentionner les productions malignes, qui, par

---

(1) Krogmann. — *Centralb. f. Chir.*, 1879, p. 223.
(2) Schreiber. — *Centralb. f. Gyn.*, 1882, n° 11.
(3) Remy. — Thèse d'agrégation, 1886.
(4) Frænkel. — *Arch. path. anat. et phys.*, Bd XCI, p. 499.
(5) Kœberlé. — *Archives de tocologie*, 1878, p. 54.

la rapidité de leur développement, effacent bientôt la maladie primitive pour absorber toute l'attention du chirurgien. La présence d'un épithélium mucoïde de l'ovaire au voisinage d'un dermoïde est une coïncidence qui n'exclut pas la possibilité d'une dégénérescence propre de la tumeur. La paroi contient en effet tous les éléments ectodermiques, capables de donner naissance à une néoplasie épithéliale. Cornil et Ranvier (1) nous disent qu'ils ont vu deux fois la paroi d'un dermoïde devenir le point de départ d'un éphithélioma pavimenteux lobulé et Spencer Wells (2) écrit dans son livre que, la vitalité de ce genre de tumeurs étant très faible, tous les phénomènes de dégénérescence se montrent sous forme d'excroissances proliférantes, de masses cancéreuses ou colloïdes.

L'ascite vient rarement compliquer les tumeurs dermoïdes, ce qui tient probablement à ce que leur surface extérieure est lisse, dépourvue des végétations que l'on observe sur beaucoup de kystes proliférants ordinaires. Elle a cependant été notée un certain nombre de fois, mais elle devait son origine à des troubles vasculaires concomitants.

Nous ne parlerons pas des symptômes généraux ni des troubles d'origine dyscrasique qui surviennent à la dernière période de l'évolution des kystes dermoïdes; ce serait retracer le tableau clinique des terminaisons de tous les kystes ovariques, et ce n'est point là notre but.

Diagnostic

Nous arrivons à la partie délicate de notre tâche, celle qui, par l'étude coordonnée des symptômes, doit nous mener au diagnostic des kystes dermoïdes. C'est un examen cliniqne

---

(1) Cornil et Ranvier. — *Manuel d'histologie pathologique*, II, p. 693.
(2) Spencer Wells. — *Traité des tumeurs de l'ovaire et de l'utérus*, p. 46.

détaillé qu'il nous faudrait exposer, une série de phénomènes morbides communs à toutes les tumeurs abdominales, parmi lesquels nous aurions à démêler les signes pathognomoniques de la variété qui nous occupe. Ce détail serait trop long et nous nous bornerons à étudier successivement les méthodes de diagnostic les plus utiles, nous les apprécierons pour en faire les bases du diagnostic différentiel.

La *palpation abdominale* est un des bons moyens de reconnaître un dermoïde de l'ovaire. Faite d'après les principes si bien exposés par Wells, elle permet de se renseigner sur l'existence, la forme, les limites, la fixité, la consistance de la tumeur.

Elle nous apprend s'il existe de l'ascite, si la douleur est vive, spontanée ou provoquée. Quand la tumeur est petite et l'ascite considérable, on est souvent forcé d'employer d'abord la ponction pour faciliter l'exploration, car le conseil de déprimer brusquement la paroi abdominale pour déceler la présence de la tumeur est loin d'être toujours praticable. Mais, lorsque l'ascite est nulle ou insignifiante, la palpation sera le mode d'examen qui renseignera le mieux sur le nombre, le siège et la forme du néoplasme. Un noyau, situé sur une des parties latérales de l'utérus ou en arrière de cet organe, mobile, d'une consistance pâteuse, assez régulier, devra attirer l'attention, et provoquer l'idée d'un dermoïde. L'utérus est-il déplacé, en anté ou latéro-position, la tuméfaction est-elle profonde, indistincte, il faut songer à une inclusion ligamentaire et chercher dans d'autres artifices d'exploration la confirmation de cette hypothèse. Il n'importe pas d'attribuer une trop grande importance à la palpation, car elle est souvent en défaut ; ainsi, le diagnostic, possible dans les cas typiques, ne l'est plus lorsque le dermoïde est multiloculaire et d'un assez grand volume, ni lorsque le contenu est liquide ou colloïde. Si la

tumeur est trop petite, inférieure, comme grosseur, à un œuf de poule, elle n'est plus sentie ; il en est de même lorsque, malgré un volume plus considérable, elle est enfouie au milieu d'adhérences pelviennes. Néanmoins on ne devra pas négliger de rechercher la fluctuation, de reconnaître les irrégularités de la surface et de s'assurer si la mobilité est complète, et le kyste pédiculé. Ce dernier symptôme s'impose de lui-même dans les cas où la tumeur ne siège pas dans la cavité pelvienne.

La *percussion*, quoique n'étant pas recommandée par tous les auteurs, n'en est pas moins un moyen fort utile quand il importe de limiter la tumeur, de reconnaître l'ascite et de formuler un diagnostic différentiel avec d'autres lésions que nous mentionnerons plus loin.

L'auscultation ne doit pas être mise dans l'exploration des néoplasmes abdominaux. Son objet est d'aider à recueillir quelques indices sur les connexions vasculaires de la tumeur, sur son siège utérin ou intra-ligamentaire, sur les compressions vasculaires, et diverses autres complications que nous n'avons pas à énumérer.

Mais un mode d'examen, sur lequel nous devons insister plus longuement, est *l'exploration vaginale*. Cette dernière nous aide le plus souvent à formuler le diagnostic de nature, déjà ébauché par la palpation, en même temps qu'elle donne des notions certaines sur la forme de la tumeur, son siège et les caractères de son contenu.

Le toucher ne permet pas toujours de sentir la tumeur, surtout quand elle est petite et située au niveau des ailerons ligamentaires, mais, à part ce cas, il est possible d'analyser les rapports qu'elle présente avec le vagin. Pour percevoir la consistance qu'elle présente, il est nécessaire que les tissus qui la séparent du doigt soient peu épais, c'est-à-dire que le dermoïde soit intra-ligamentaire ou logé dans la cavité de Douglas ; on

trouve alors que les culs-de-sac vaginaux sont refoulés par une masse rénitente, à peu près régulière, d'une consistance pâteuse, qui ne peut être confondue avec une autre tumeur liquide comme les kystes ovariques, ou solide comme les fibrômes.

Il n'est pas rare de trouver aussi l'utérus déplacé ; ce phénomène arrive surtout quand la tumeur est assez volumineuse, et que le sens de la dislocation est variable. Si l'on a affaire à un dermoïde inclus dans les ligaments ou adhérent avec ces derniers, la matrice est élevée et en latéro-position ; si ce dermoïde s'est développé dans le cul-de-sac de Douglas, l'organe est en anté-position. Les autres déviations utérines sont peu fréquentes ; elles s'observent surtout lorsque les tumeurs ont pris un grand volume. Olshausen (1) parle d'un kyste qui, après avoir soulevé l'utérus, perforé le repli de Douglas et le cul-de-sac postérieur, était venu s'étaler à l'ouverture du vagin sous forme d'une tumeur du volume du poing.

Tous ces déplacements seront reconnus grâce à la position du col et à son élévation dans le canal génital.

La combinaison de la *palpation* avec le *toucher* est un adjuvant souvent très utile pour le diagnostic ; grâce à cet artifice, il est possible de percevoir avec plus de précision la grosseur, la consistance de la tumeur interposée entre les doigts. Rien n'est plus facile encore que de s'assurer de sa mobilité vis-à-vis des parties environnantes. Caractère d'une importance capitale au point de vue du traitement.

Les adhérences seront reconnues par la difficulté de limiter la tumeur, par son enclavement, quelquefois aussi, comme le dit Polaillon, par un léger bruit de frottement.

Tandis que l'on exécute le toucher, il peut être utile, pour confirmer le diagnostic de siège et la connaissance des rap-

---

(1) OLSHAUSEN. — *In Pitha et Billroth*, Bd. IV, p. 119.

ports, de pratiquer le cathétérisme utérin. Kœberlé le trouve très utile dans bien des cas, en facilitant l'appréciation de la mobilité de l'organe et des déplacements qu'il a subis. Toutefois nous croyons qu'il serait dangereux de le généraliser à tous les cas, à cause des perforations qui peuvent en être la conséquence; au moins serait-il prudent d'employer, pour le faire, la sonde utérine en gomme de Terrillon.

Le cathétérisme vésical rendra compte à son tour des rapports de la tumeur avec le réservoir urinaire, rapports importants à révéler, surtout dans les cas où il y a imminence d'ouverture du kyste dans la vessie.

Le *toucher rectal* est souvent employé concurremment avec l'*exploration vaginale*. Quand on combine ces deux procédés, suivant les règles indiquées par Boinet (1) et par Baker Brown, on peut saisir entre les doigts une portion quelquefois considérable de la tumeur et étudier sa consistance. Le toucher rectal appliqué, suivant la méthode de Simon et de Walsham, est dangereux et très difficile à exécuter, nous n'en parlerons pas.

A ces divers modes d'exploration on peut combiner la *palpation abdominale* dans les positions pelvi-dorsales, latéro-abdominales et abdominales ; on acquiert ainsi des renseignements positifs que ne peuvent donner ces divers procédés en particulier.

Quant à l'exploration à l'aide des doigts introduits dans le vagin et dans la vessie ou dans le rectum, d'après la méthode de Nœggerath, elle ne peut nous donner de renseignements précis, aussi ne faisons-nous que la mentionner. Nous n'insisterons pas non plus sur le procédé de Baccelli (2) qui, à l'aide de la percussion, prétend révéler la présence de petites tumeurs intra-pelviennes.

---

(1) Boinel. — Art. ovaires du *dict. encyclopédique*.
(2) Baccelli. — *Revue des sciences médicales*, t. IX, p. 177.

Nous avons exposé les divers modes d'exploration que le chirurgien peut utiliser dans la pratique; examinons maintenant les points principaux du diagnostic différentiel. Il serait superflu de passer en revue les affections néoplasiques des os du bassin, de la vessie ou du rectum, nous attirerons seulement l'attention sur les kystes ovariques ordinaires, l'hématocèle, la grossesse extra-utérine, les myômes utérins, la péritonite enkystée, les tumeurs des organes abdominaux, du mésentère, de la rate et des reins, les kystes hydatiques.

Distinguer un kyste dermoïde d'un *kyste ovarique* uniloculaire ou proliférant n'est pas toujours chose facile, surtout lorsque la présence d'ascite vient compliquer le tableau clinique. Le début indéterminé de l'affection, son allure très lente, la douleur persistante, le volume médiocre de la tumeur, sa consistance pâteuse, sont les caractères qui permettent le plus souvent de reconnaître un kyste dermoïde. Lorsque d'autres signes complémentaires, comme l'issue de poils ou de dents par une fistule, ou bien la perception de parties dures, osseuses, seront remarqués, on sera bien près de la certitude. Mais l'aspect clinique n'est pas toujours aussi net; le dermoïde peut acquérir un grand volume assez rapidement, être multiloculaire, avoir subi une dégénérescence colloïde, albumineuse; dans ces cas, le chirurgien se trouve dans l'impossibilité de poser un diagnostic précis. L'embarras est encore plus grand quand la dégénérescence est épithéliale; on ne trouve plus alors dans la cavité pelvienne qu'un gâteau aréolaire dont l'origine importe peu, car cette complication entraîne une opération immédiate, s'il en est temps encore, ou un *noli me tangere*, si la généralisation existe.

Il est cependant un bon moyen de trancher la question, c'est de faire une ponction exploratrice. La nature du contenu du kyste donnera alors des renseignements certains, même

dans les cas où le contenu du kyste est albumineux, car les débris épithéliaux et pileux sont pathognomoniques de l'affection. Au chapitre du traitement, nous reviendrons sur la ponction, et nous montrerons que souvent elle est nuisible, et qu'il vaut mieux ne pas y avoir recours, quand les probabilités sont pour un dermoïde. — Nous ne parlerons pas des incisions exploratrices faites dans le simple but du diagnostic, elles ne peuvent être recommandées en saine chirurgie.

L'hématocèle ne pourrait être confondue avec un dermoïde que dans le cas où le chirurgien n'a pu observer le début de la maladie. Elle survient subitement, à grand fracas, pendant les règles et s'accompagne de phénomènes de péritonite. Barnes insiste cependant sur la possibilité de la confusion avec les petits dermoïdes logés dans le cul-de-sac de Douglas. En général, la différenciation sera facile ; la résorption de l'hématocèle dissipe du reste bien vite tous les doutes.

La rareté de la *grossesse extra-utérine* n'exclut pas la difficulté considérable que l'on rencontre à la reconnaître. Malgré la présence des signes ordinaires de la conception, la grossesse extra-utérine sera le plus souvent méconnue jusqu'au quatrième et cinquième mois, moment où le toucher vaginal ou rectal détermine quelquefois l'existence de parties fœtales.

Scanzoni conseille de faire la ponction vaginale pour assurer le diagnostic ; le fœtus ne peut survivre à cette opération ; en est alors contraint de l'extraire au plus vite. C'est seulement en l'absence de tous les signes de la grossesse ou après la mort du fœtus que l'erreur est possible, mais ordinairement l'inflammation du kyste extra-utérin ne tarde pas à faire cesser l'hésitation. La persistance des règles et l'absence des phénomènes physiologiques multiples, qui caractérisent la grossesse, doivent toujours faire pencher pour un kyste dermoïde.

Les *myômes utérins* affectent, comme on le sait, les formes

et les rapports les plus divers. Ceux qui siègent sur les parties latérales de l'utérus ou dans la cavité de Douglas prêtent surtout à l'erreur ; leur dureté, leur origine sur l'une des faces de la matrice ne sont pas toujours des caractères suffisants pour le clinicien. Lorsqu'ils sont pédiculés ou en dégénérescence cystoïde, l'embarras augmente et la palpation la plus délicate se trouve en défaut. On conçoit la nécessité de l'exploration dans les diverses positions abdominale, pelvi-dorsale, et latéro-abdominale, l'utilité du cathétérisme utérin qui permet l'examen de la cavité utérine et l'appréciation de la mobilité de l'organe par rapport à la tumeur. Cette mobilité est un signe pathognomonique, quand les fibrômes sont sessiles, car l'utérus les entraîne ; au contraire, l'indépendance des tumeurs est complète, quand elles ne participent pas aux mouvements communiqués. Ajoutons l'absence d'altération de la santé, lorsqu'il n'existe pas de ménorrhagies profuses, la coloration du facies, qui sont autant de signes de myômes.

La *péritonite enkystée* a une évolution qui ne peut guère tromper le chirurgien ; elle débute par des phénomènes inflammatoires aigus localisés dans le bassin, aboutissant à l'enkystement au bout de quelque temps.

Lorsqu'elle siège dans le cul-de-sac de Douglas, elle pourrait prêter à l'erreur, quoique la sensation qu'elle donne au toucher ne soit en rien semblable à celle que procure un kyste dermoïde. Les anamnestiques constituent d'ailleurs un critérium presque absolu pour le chirurgien.

Parmi les tumeurs des *organes abdominaux*, il faut considérer, comme pouvant amener la confusion, les néoplasmes du ligament large ou de l'ovaire, ceux du mésentère de la rate et des reins.

Les tumeurs malignes de l'ovaire se trahissent par un état général mauvais, par une généralisation précoce, qui révèlent

bien vite la nature de la lésion. Les kystes ou les fibrômes du ligament large seront plus difficiles à bien distinguer ; la ponction restera souvent la seule ressource pour trancher la question. Comme les dermoïdes gardent en général un petit volume, il est rare qu'on puisse les confondre avec les tumeurs de la rate ou des reins, qui se développent dans la cavité abdominale et n'affectent aucun rapport intime avec les viscères pelviens.

La palpation seule permettra d'éviter l'erreur possible quelquefois avec un kyste ovarique ordinaire.

Quant aux tumeurs du mésentère, elles ont une situation spéciale, des rapports particuliers qui ne peuvent faire croire en aucun cas à un dermoïde de l'ovaire. Les kystes invaginés dans le méso-rectum seraient les seuls qui prêteraient au doute, mais le toucher rectal ne tarderait pas à donner les meilleurs renseignements sur le siège.

Cruveilhier (1) cite un cas de *kyste hydatique* de l'ovaire faisant saillie dans le cul-de-sac recto-vaginal, et Schatz rapporte une observation où une tumeur de ce genre repoussait le cul-de-sac postérieur ; d'autres exemples ont été récemment signalés par Freund (2). Toutefois, les kystes hydatiques du bassin sont très rares. En tout cas, si l'erreur est facile dans les kystes ovariques multiloculaires, il n'en est plus de même avec les dermoïdes, qui n'offriront jamais la même fluctuation, ni le même liquide à la ponction.

Tels sont les différents points du diagnostic différentiel qu'il nous a paru important de mentionner ; il nous reste à dire que l'existence de complications sera facilement reconnue de prime abord. L'ouverture du kyste dans les organes voisins se révèlera par la présence de poils, de dents ou de débris épithé-

---

(1) Cruveilhier. — *Dict. de méd. et de chir. prat.*
(2) Freund. — *Gynækologische Klinik*, Strasburg, 1885.

liaux ; elle servira toujours de pierre de touche dans les cas embarrassants.

Le diagnostic des adhérences se fera ici comme pour tous les kystes ovariques et nous n'insisterons pas plus longuement ; l'inclusion ligamentaire elle-même ne différera pas dans sa symptomatologie de celle décrite par Vautrin pour les kystes ordinaires.

Il y a peut-être un point spécial sur lequel Olshausen insiste avec complaisance, c'est l diagnostic de la suppuration intra-kystique. On trouvera, dans bien des cas, des indices de cette complication dans la péritonite qui se produira à la périphérie de la tumeur, dans l'état général de la malade, et le changement de consistance du contenu du kyste. En même temps on découvrira dans les antécédents la cause de l'irritation qui a engendré la suppuration, par exemple, une ou plusieurs grossesses. On jugera de la tendance de la tumeur à s'ouvrir vers une région quelconque par la tuméfaction qui y apparaîtra, par la fluctuation, la rougeur, ou, s'il s'agit de la vessie, par les troubles si bien décrits par Nayer à propos de la pili-miction.

Dans ces circonstances, dit Olshausen, il arrive que la malade expulse avec son urine les matières provenant du kyste, ou bien que la vessie irritée s'enflamme au contact de corps étrangers, et que l'uréthre soit obstrué par des paquets de cheveux ou des productions intra-kystiques. Les désordres sont moins accentués quand il y a perforation du rectum ; l'examen des selles seul peut avertir de la rupture du dermoïde.

CHAPITRE VI

PRONOSTIC

Les kystes dermoïdes ne partagent pas le pronostic fâcheux des autres tumeurs kystiques de l'ovaire. Celles-ci marchent avec beaucoup plus de rapidité et amènent souvent la mort à brève échéance.

Elles se prolongent rarement, dit Spencer Wells, au-delà de deux années. Les dermoïdes au contraire ont une marche lente, et peuvent même passer inaperçus durant la vie. Il existe des observations où l'on fut tout surpris de découvrir à l'autopsie un kyste dermoïde, qui n'avait trahi sa présence par aucun symptôme. Témoin le cas rapporté par Santvoord (1), qui trouva à l'autopsie d'une femme de cinquante ans morte à l'hôpital d'une pneumonie, un kyste dermoïde de l'ovaire à demi calcifié méconnu pendant l'existence de la malade.

Ce qui assombrit le pronostic de ces tumeurs, c'est leur suppuration fréquente. Il semblerait même que les kystes dermoïdes suppurent plutôt que les kystes ordinaires. Sur les cinquante-deux observations que nous avons recueillies, nous

(1) *The med. News*, 21 janvier 1886.

trouvons dix kystes dermoïdes suppurés. Un fait qu'il faut aussi noter, c'est la torsion du pédicule, qui du reste marche de pair avec la suppuration.

Les dermoïdes apportent à l'accouchement des obstacles redoutables. Ils siègent en effet fréquemment dans le petit bassin, et la ponction peut à peine en diminuer le volume. Nous recommandons dans ces cas difficiles le procédé qui a si bien réussi à Fochier (1) : chauffer le trocart avec lequel on veut faire la ponction. La matière graisseuse du kyste, ne figeant pas, pourra s'écouler au dehors.

Remy (2) rapporte cinq cas d'opérations césariennes faites pour des kystes dermoïdes empêchant l'accouchement. Nous rapportons également trois observations où l'application de forceps fut pratiquée dans les mêmes circonstances avec une très grande difficulté.

Le pronostic opératoire est plus favorable que celui des autres tumeurs de l'ovaire. Sur vingt-quatre opérations, Cousin (3) ne trouve que trois morts. Nos cinquante-deux observations nous donnent une mortalité de douze opérées ; et, deux fois la mort serait survenue à la suite d'une pneumonie et une fois à la suite d'une variole contractée par voisinage à l'hôpital. Dans un cas, celui de Queirel de Marseille, une tumeur fibreuse coexistait avec le kyste dermoïde.

La mortalité serait donc en moyenne de 15,6 % environ ; dans les autres tumeurs kystiques de l'ovaire, la mortalité serait deux fois plus considérable, ainsi que le prouvent les statistiques suivantes :

Spencer Wells . . . . . 28 %
Kœberlé . . . . 33 %

Les statistiques de Spencer Wells et de Olshausen sont bien plus favorables que la nôtre.

---

(1) *Lyon médical*, 4 juillet 1882.
(2) Remy. — Thèse d'agrégation, 1886.
(3) *Loc. cit.*

Sur vingt kystes dermoïdes qu'il a opérés, Spencer Wells a eu dix-huit guérisons et Olshausen, sur treize opérations, eut douze succès.

A quelle cause attribuer la bénignité relative d'un traitement aussi actif ? On peut, selon nous, en trouver l'explication dans ce fait, que les kystes dermoïdes ne sont pas un produit pathologique. Ils n'ont pas, au même titre que les autres kystes de l'ovaire, une influence funeste sur l'économie. Le kyste dermoïde en effet est formé d'éléments normaux, anormalement développés dans l'ovaire ; on peut donc le considérer comme un corps étranger dont la nature ne demande qu'à être débarrassée.

CHAPITRE VII

TRAITEMENT

Le traitement chirurgical des kystes dermoïdes, tel que nous l'envisageons, est très simple à exposer, car nous renvoyons aux livres spéciaux pour les détails de l'ovariotomie. Nous nous bornerons à faire un aperçu des principales indications et à traiter quelques points spéciaux.

On a employé contre les dermoïdes des moyens médicaux et des moyens chirurgicaux. Ces derniers nous occuperont seuls et parmi eux nous devons distinguer la *ponction* et *l'ovariotomie.*

Ponction — Nous ne devons considérer la ponction que comme mode de traitement, cependant nous ne voudrions pas oublier qu'elle est faite souvent dans un but diagnostique.

Nous croyons que, même dans ce cas, elle est d'un très petit secours au chirurgien. Le plus fréquemment, il ne s'écoule rien par le trocart ; la matière graisseuse l'obstrue et le diagnostic reste aussi indécis qu'avant. Mais, ce qui doit surtout la faire rejeter, c'est qu'elle expose à des dangers considérables, par l'épanchement dans le péritoine ou le tissu périnéoplasique de matières très offensives pouvant amener l'inflammation.

Kœberlé, Lawson Tait la repoussent, et Peaslee lui reproche d'avoir causé la mort dans la moitié des cas de kystes multiloculaires. De Sinéty la considère comme funeste, et Olshausen rapporte des cas de Dorhn où elle n'a été d'aucun secours pour la précision du diagnostic.

Envisagée comme méthode de traitement, la *ponction* doit être divisée en *palliative* et *curative*. Rarement, on a l'occasion d'employer la ponction palliative quand le dermoïde est reconnu, à moins toutefois qu'il ne s'agisse d'un accouchement impossible à terminer sans l'amoindrissement de la tumeur. Les kystes qui nous occupent sont en général d'un volume si médiocre que le chirurgien sera peu fréquemment dans la nécesité de pratiquer l'évacuation de leur contenu pour produire une sédation dans les symptômes. D'ailleurs la ponction palliative ne produit qu'un soulagement momentané et l'on est obligé de recourir à des interventions multiples, successives, qui sont loin d'être sans danger. En admettant que la ponction palliative abdominale soit délaissée à cause des accidents qu'elle entraîne, doit-on proscrire aussi cette méthode de traitement par le rectum et le vagin ? Pour ceux qui connaissent la facilité d'inflammation du tissu cellulaire pelvien, l'imminence de la blessure des vaisseaux pelvi-utérins et des plexus veineux très développés environnant un ovaire dégénéré, la réponse n'est pas douteuse. La ponction palliative doit être abandonnée dans tous les kystes dermoïdes. Les statistiques que nous avons présentées au chapitre précédent nous montrent, du reste, que l'extirpation des dermoïdes n'est pas plus dangereuse que celle des kystes ovariques multiloculaires ; pourquoi le chirurgien refuserait-il d'y avoir recours au profit d'un mode de ponction dont le résultat très aléatoire n'est dans tous les cas que provisoire ?

La *ponction curative* a été employée beaucoup plus souvent autrefois que de nos jours. Elle est plus grave que l'ovariotomie normale, disent Spencer Wells, Lawson Tait ; elle n'amène la

guérison qu'au bout d'un long temps, après des péripéties très-diverses. Appliquée aux kystes dermoïdes, elle n'aura jamais l'effet salutaire et immédiat que la plupart des auteurs se plaisent à lui reconnaître pour les kystes parovariques, puisque l'épaisseur de la poche de la tumeur, la nature de son revêtement interne s'opposent au ratatinement, et à la disparition de sa cavité. La ponction, pour ne pas être palliative et pour éviter l'inconvénient d'opérations successives, devra donc s'accompagner d'ouverture plus large de la poche kystique et de drainage continu.

On ne trouve guère d'auteurs qui recommandent ce mode de traitement. Schüller et Bernutz, dit Olshausen, l'ont discuté et ont reconnu qu'il ne pouvait être appliqué que dans les cas de suppuration intra-kystique. « Ne faites pas la ponction curative, ni même exploratrice, dit Olshausen, car vous vous exposez à une péritonite violente et facilement mortelle. » Garrigues (1) ponctionnant un dermoïde avec une seringue de Pravaz, vit mourir la malade quatorze jours après. Zweifel (2) et Jacobi (3) eurent aussi à regretter de semblables accidents.

Cependant nous devons considérer les conditions défavorables où le dermoïde suppurant a produit ou va créer une fistule vers l'extérieur. Que faire en cette occurence? « La première indication qui s'impose quand un kyste dermoïde suppure, dit Hermann (4), c'est de le vider; on cherche ensuite la guérison par l'évacuation. » L'ouverture du kyste doit être agrandie aussi largement que possible, si elle existe antérieurement; dans le cas contraire, elle doit être pratiquée en un point déclive. Olshausen conseille, après la ponction du kyste suppuré, de

---

(1) Garrigues. — *An. jour. of. obstet.*, p. 257, 1882.
(2) Zweifel. — *Centralblatt. f. Gyn.* 1883, n° 7.
(3) Jacobi. — *Ann. journ. of. obstetr.*, t. XVI, p. 1160, 1883.
(4) Hermann. — *An. de gyn.*, t. II, p. 481, 1885.

dilater l'orifice et de faire un drainage permanent. On devra même râcler la paroi interne, à l'aide d'une curette, et détruire autant que possible les formations dermoïdes. Les lavages antiseptiques modifient ensuite la cavité et préparent la guérison.

Il faut distinguer la ponction, suivant qu'elle est pratiquée par la voie abdominale, vaginale, ou rectale. Les conditions sont très défavorables, quand elle est faite d'après la première méthode, à cause de la stagnation des liquides, et l'efficacité douteuse du drainage. Au contraire, la ponction vaginale est d'un pronostic meilleur, parce qu'elle permet l'écoulement continu du pus et les lavages intermittents. C'est la voie que recommandent les accoucheurs, celle dont Kiwisch et Scanzoni ont surtout fait l'éloge. La ponction rectale a été prônée aussi par les accoucheurs, parce qu'elle met à l'abri de l'infection de la cavité par les écoulements puerpéraux. Barnes, Merriman en ont montré les avantages. Au point de vue chirurgical, les deux procédés précédents laissent beaucoup à désirer, parce que les précautions antiseptiques sont impossibles dans le vagin et le rectum même avec les nouveaux appareils aspirateurs, et le drainage le mieux organisé.

Examinons maintenant les différents cas où le kyste s'est ouvert à l'extérieur ou dans les cavités voisines. La fistule abdominale est, en ce qui concerne la guérison, la complication la plus fâcheuse ; elle expose, en effet, à des accidents de rétention et de septicémie. Quelquefois elle persiste indéfiniment en dépit des traitements chirurgicaux les plus divers. Si le kyste est uniloculaire et peu volumineux, si les adhérences ne sont pas trop fortes, le ratatinement peut se produire, quoique lentement ; dans les autres cas, les fistules restent souvent intarissables.

La perforation vaginale ou rectale est une éventualité des plus heureuses, elle permet par le drainage de provoquer

l'évacuation complète du contenu kystique. Quand le dermoïde est petit, il s'invagine et s'engage dans l'orifice fistuleux, sous forme d'une tumeur polypeuse que le chirurgien peut extraire. « Dans des circonstances particulières, dit Hermann, on peut provoquer ce phénomène, en exerçant des tractions légères et répétées sur la poche du kyste ; toutefois, cette manœuvre n'est pas sans danger. » Quoi qu'il en soit, après l'ouverture dans le vagin ou le rectum et un drainage surveillé, il est fréquent de voir la cavité se ratatiner et se réduire à un noyau induré, qui ne donne plus lieu à aucun trouble.

L'irruption du pus dans la vessie cause des désordres considérables et nécessite quelquefois une intervention active. Waelle (1) a rapporté plusieurs exemples de cette complication et Olshausen en cite encore d'autres. Cet auteur recommande de pratiquer d'abord la dilatation de l'urèthre pour évacuer les corps étrangers tombés de la tumeur dans la vessie et de faire suivre chaque dilatation de lavages antiseptiques. Hermann repousse la dilatation de l'uréthre comme insuffisante et conseille la cystotomie pour assurer l'évacuation permanente de la vessie, et pour dilater, s'il y a lieu, l'orifice de communication avec la tumeur. Les lavages antiseptiques sont alors faciles et efficaces.

Parmi les ouvertures anormales des dermoïdes, il faut encore citer celles qui se produisent dans l'intestin et dont il existe bien peu d'exemples, celles qui communiquent avec la séreuse péritonéale dont le résultat est toujours fatal.

Olshausen cite une observation de fistule génito-crurale consécutive à la suppuration d'un dermoïde ; il élargit l'orifice, râcla la face interne du kyste, fit un drainage et eut la satisfaction de renvoyer la malade guérie. Tous ces cas, aussi rares que

---

Waelle. — *Centralb. f. Gyn.*, 1881, n° 17, p. 42.

curieux, ne sauraient nous attacher plus longtemps ; nous allons passer à l'ovariotomie normale appliquée aux kystes dermoïdes.

Ovariotomie. — Nous avons établi que la ponction dans ses divers modes était un traitement plus dangereux que la laparotomie dans la plupart des cas ; nous avons à déterminer les conditions dans lesquelles cette dernière sera possible.

Les dermoïdes sont généralement petits pendant un temps très long, nous le savons ; les troubles qu'ils occasionnent ne sont pas assez marqués pour justifier alors une intervention, quelque bénigne qu'elle paraisse. La raison est facile à concevoir, car les circonstances où ces tumeurs restent stationnaires pendant toute la vie ne sont pas rares et il serait imprudent, sinon téméraire, de tenter ainsi leur ablation.

D'autre part, les kystes s'enflamment facilement sous l'influence des congestions cataméniales et des grossesses successives ; ils contractent des adhérences avec les parties voisines et deviennent quelquefois impossibles à extirper. Ajoutons que, dans ces conditions, apparaissent des douleurs violentes, avec accès paroxystiques qui obligent à intervenir.

Il est donc de toute importance de choisir le moment propice pour l'opération, de juger l'opportunité de la laparotomie, dès l'apparition de phénomènes inflammatoires.

Les adhérences pelviennes peuvent apporter de grandes difficultés à l'extirpation et il sera bon de s'assurer de leur présence ; dans bien des cas, elles seront même une contre-indication formelle à la laparotomie. C'est alors que la ponction ou l'incision vaginale ont été conseillées par quelques auteurs comme le seul moyen d'aboutir à la guérison.

La suppuration des dermoïdes est loin d'être une contre-indication à l'opération radicale ; elle constitue au contraire le seul remède contre l'imminence de l'ouverture dans une région

voisine. Il n'en est plus de même, lorsque le kyste s'est ouvert dans une cavité, comme la vessie et le rectum, parce que, dit Olshausen, « l'ablation du néoplasme mettrait le péritoine en communication avec les réservoirs naturels ». Hermann n'hésiterait pas cependant à proposer la laparotomie dans ces conditions, en faisant la suture des orifices accidentels.

A part ces conditions, les indications opératoires sont les mêmes que pour les kystes ovariques proliférants et en particulier pour ceux qui restent intra-pelviens. Le danger que présente l'opération n'est pas considérable, puisque, sur 20 laparotomies suivies d'extirpations de kystes dermoïdes, Spencer Wells note 18 guérisons et Olshausen 12 guérisons sur 13 observations. L'âge non plus n'est pas une contre indication, puisque l'ovariotomie compte des succès chez les enfants aussi bien que chez les adultes et même chez les vieillards. L'ovariotomie est soumise aux mêmes règles pour les kystes proliférants ou dermoïdes, c'est-à-dire qu'elle peut être facile, ou entourée de grandes difficultés, elle peut être complète ou incomplète.

Un dermoïde pédiculé, sans adhérences, appendu à l'aileron postérieur du ligament large, sera rapidement enlevé sans risques sérieux pour la malade. Il n'en est plus de même quand la tumeur est entourée d'adhérences ou quand elle se trouve incluse dans le ligament large.

Autant l'ovariotomie est simple, quand elle se borne à la ligature et à la réduction d'un pédicule, autant elle devient grave lorsque la tumeur est enclavée dans le bassin, fixée par des adhérences inflammatoires. On s'efforcera toutefois d'enlever, par des manœuvres bien décrites par Kœberlé, le dermoïde enfoui dans les fausses membranes en sectionnant une à une ces dernières, après avoir assuré l'hémostase par des ligatures. Dans le cas de kyste intra-ligamentaire, c'est à la décortication que l'on doit avoir recours. Kœberlé le premier, Péan, Wells,

Thornton, Tait, la recommandent ; elle a été mise plusieurs fois en pratique par notre maître, M. Gross, et les résultats sont des plus favorables. La paroi des dermoïdes étant en général assez épaisse, il sera facile de déceler à sa surface les adhérences assez récentes en se servant d'un corps mousse ou d'un linge ; si l'opération est bien faite, il ne sera besoin de parer en aucune façon à la perte de sang dans la cavité d'énucléation. Ahlfeld (1) cite un cas de kyste dermoïde inclus, dont il voulut pratiquer l'extraction avec assez de violence ; la tumeur se déchira et il en résulta une péritonite mortelle. Il est essentiel de procéder avec les plus grands ménagements, nous dit Vautrin, et de décortiquer peu à peu de la partie supérieure vers la base du kyste, après avoir pratiqué une incision préalable des parties ligamentaires enveloppant le kyste. Il est assez difficile quelquefois de trouver l'interstice virtuel qui sépare la tumeur incluse des ligaments.

Dans des circonstances plus rares, mais aussi beaucoup plus graves, le chirugien ne pourra terminer l'extirpation et cependant il importe de ne point laisser dans la cavité abdominale une poche ouverte, à contenu aussi dangereux que celui des dermoïdes. C'est alors que l'*ovariotomie incomplète* s'impose. J. Weit (2) et Guyon (3) rapportent deux exemples de cette complication fâcheuse ; les malades guérirent heureusement.

Lorsque le volume du kyste est assez considérable, l'opération pourra être terminée par l'incision de la poche et la suture de ses parois à la plaie abdominale. C'est la méthode employée aujourd'hui dans la plupart des cas pour la guérison des kystes abdominaux, dont l'extirpation est impossible ; mais il faut bien se rappeler que les dermoïdes peuvent être assimilés jusqu'à

---

(1) AHLFELD. — *Jahresbericht*, t. II, p. 556, 1880.
(2) J. WEIT. — *Berlin. Klin. Wochens.*, 1876, n° 50, p. 717.
(3) GUYON. — *Rev. de chir.*, 1881, p. 631.

un certain point aux kystes ovariques proliférants ; or, dans ces cas, l'ovariotomie incomplète laisse souvent après elle des fistules abdominales, persistantes, rebelles à toute intervention chirurgicale. L'opérée de Guyon présenta cette complication ; celle de J. Weit guérit avec une plaie vaginale, nous dit l'auteur ; il est probable que cette plaie résultait d'un drainage par le vagin et qu'elle devait avoir les caractères d'une fistule.

Quand le dermoïde est petit, intra-pelvien et impossible à énucléer, il est imprudent de tenter l'ovariotomie incomplète, la plaie abdominale ne pouvant être mise en rapport avec la tumeur. Le chirurgien doit se borner alors à fermer le ventre aussi rapidement que possible et à pratiquer, si les accidents l'y forcent, l'incision vaginale, suivie de drainage de la cavité kystique.

L'appréciation de ces diverses méthodes de traitement doit être laissée à la sagacité du chirurgien ; le succès dépend de la rapidité de sa détermination pendant l'acte opératoire autant que de l'application raisonnée des ressources de son art.

CHAPITRE VIII

CONCLUSIONS

I. L'ovaire a une origine ectodermique, et la théorie de l'enclavement seule en explique scientifiquement la pathogénie des kystes dermoïdes.

II. Ces kystes sont congénitaux, mais leur développement coïncide souvent avec l'apparition de la menstruation.

III. Ils semblent avoir une prédilection pour l'ovaire droit.

IV. Ils renferment la peau et ses annexes, de la matière sébacée, des poils, des dents, plus rarement des ongles, des os, des nerfs, de la substance cérébrale et des fibres musculaires lisses.

V. Leur symptomatologie, souvent très obscure, rend leur diagnostic différentiel difficile.

VI. Leur pronostic est plus favorable que celui des autres tumeurs de l'ovaire.

VII. Ils suppurent avec beaucoup de facilité et la ponction est souvent la cause déterminante de la suppuration.

VIII. Siégeant très souvent dans le petit bassin, peu ou pas réductible par la ponction, ils apportent à l'accouchement des obstacles très graves.

IX. Les indications opératoires sont les mêmes que pour les kystes ovariques proliférants, et en particulier pour ceux qui restent intra-pelviens.

Quand le dermoïde est suppuré et qu'il s'est ouvert dans un réservoir naturel, vessie ou rectum par exemple, il faut, si le pus ne s'écoule pas facilement, agrandir l'ouverture fistuleuse au bistouri pour lui donner une issue plus facile ; toutefois on n'agira ainsi que lorsque l'extirpation ne pourra être pratiquée.

CHAPITRE IX

OBSERVATIONS

A l'observation qui nous a été communiquée par M. le Professeur Gross, nous avons joint toutes les observations que nous avons pu recueillir dans les différentes revues médicales françaises ou étrangères publiées depuis la thèse de Cousin, mars 1877.

Leur nombre s'est élevé à cinquante et une.

Ne voulant pas les énumérer sans ordre, nous les avons classées en six catégories.

La première comprend : Les kystes dermoïdes ne présentant pas de complications extraordinaires.

La *deuxième :* Les kystes dermoïdes enflammés avec accidents graves de péritonite généralisée à la suite d'une ponction exploratrice.

La troisième : Les kystes dermoïdes suppurés avec perforation de la paroi abdominale ou ouverture dans la vessie, etc.

La quatrième : Les kystes dermoïdes compliqués de grossesse.

La cinquième : Les kystes dermoïdes complexes.

La sixième enfin : Les kystes dermoïdes de l'ovaire avec productions dermoïdes coexistant dans le péritoine.

Kyste dermoïde de l'ovaire gauche. — Ovariotomie. Guérison.

Observation (inédite).

(*Recueillie par M. Vautrin, interne du service.*)

Mlle A. G..., âgée de 45 ans, non mariée, adressée à M. le Professeur Gross par M. le Docteur Charles Dubois, de Marville (Meuse), entrée à la clinique le 18 octobre 1885.

Constitution moyenne, tempérament nerveux. Réglée pour la première fois à l'âge de 13 ans, facilement, sans accident particulier, toujours régulièrement jusque dans ces derniers temps ; durée de l'écoulement menstruel : 4 à cinq jours.

A l'âge de 18 ans, à la suite d'un refroidissement pris au moment de l'époque menstruelle, dépérissement, état anémique, accidents nerveux divers, douleurs vagues dans le bas ventre, mais n'a pas été alitée.

Il y a 7 ans, douleurs abdominales et augmentation de volume du ventre.

Il y a 3 ans, retour des douleurs abdominales avec séjour au lit pendant 3 mois, mais sans hoquet, ni vomissement, ni même inappétence marquée, sans douleur à la pression et aussi sans avoir de fièvre. Le seul symptôme particulier a été une rétention d'urine qui nécessita le cathétérisme journalier pendant une quinzaine de jours, puis encore quelques rares cathétérismes pendant quinze autres jours.

Depuis un an, quelques retards dans les époques ; dernières règles le 11 oct. durent 5 jours.

Etat actuel. — Etat général bon, teint coloré, appétit, sommeil. Ventre développé : circonférence au niveau de l'ombilic : $0^{m}81$; distance de l'ombilic à l'appendice xyphoïde : $0^{m}18$, de l'ombilic à la symphyse du pubis : $0^{m}20$; de l'ombilic à l'épine iliaque antéro-supérieure droite : $0^{m}18$; de l'ombilic à l'épine iliaque antéro-supérieure gauche : $0^{m}18$. Parois abdominales sans circulation veineuse exagérée, sans vergetures, non infiltrées, mobiles. Tumeur intra-abdominale régulièrement globuleuse, à surface lisse, sans bosselures, située exactement sur la ligne médiane dans l'axe de la cavité abdominale, plongeant peu dans la cavité pelvienne, mobile et dont le sommet remonte à $0^{m}11$ au-dessus de l'ombilic. Consistance dure, pas de fluctuation ; point d'ascite, ni bruit de frottement, ni souffle.

Au toucher vaginal, anneau hyménéal, résistant, utérus à la hauteur normale ; col vierge, normal, regardant un peu en arrière, matrice pas plus développée que d'habitude, mobile, indépendante de la tumeur. Rien dans les culs-de-sac. Miction régulière et normale. Constipation habituelle.

Rien de particulier à l'examen des membres inférieurs. Pas d'albumine dans les urines.

Diagnostic. — Kyste ovarique, peut-être dermoïde ou tumeur fibreuse pédiculée.

Ovariotomie. — Le 21 oct. 1885, avec l'assistance de MM. les professeurs Herrgott et Weiss, de MM. les professeurs agrégés Herrgott et Rohmer, de M. le docteur Dubois, de Marville, de M. le docteur Vautrin, chef de clinique.

Deux pulvérisateurs de Championnière, grand modèle, fonctionnent pendant une heure dans la salle avant l'opération ; précautions antiseptiques habituelles pour l'opérée, l'instrumentation, l'opérateur et les aides.

Incision de la paroi abdominale sur la ligne médiane, commençant immédiatement au-dessous de l'ombilic et s'arrêtant à deux travers de doigt au-dessus du pubis, couche adipeuse épaisse. L'hémostase étant assurée à l'aide de quelques pinces hémostatiques, incision du péritoine ; aussitôt la tumeur apparaît, elle est blanc mat, assez dure. Une ponction faite avec un petit trocart explorateur montre qu'elle renferme une matière granuleuse, jaunâtre, sébacée et des fragments de poils. Le diagnostic se précise, il s'agit d'un kyste dermoïde.

La tumeur ne pouvant être réduite de volume, on agrandit l'incision des parois en la prolongeant de 0m06 au-dessus de l'ombilic. Après s'être assuré qu'il n'y a pas d'adhérence, quelques légères pressions, exercées d'arrière en avant avec la main gauche indroduite dans la cavité abdominale, font peu à peu saillir la tumeur au dehors de l'abdomen.

Le pédicule est à gauche, assez long et d'une largeur de quatre travers de doigt environ. On le divise en trois faisceaux, sur lesquels on place trois fils de soie antiseptique formant ligature enchaînée. Le pédicule est ensuite sectionné, épongé avec soin et abandonné dans la cavité abdominale.

La matrice et l'ovaire droit sont reconnus normaux. Après cela, on procède à la suture des parois. Suture du péritoine avec des points séparés au catgut. Réunion des plans aponévrotiques et des téguments à l'aide de 8 sutures métalliques avec fil d'argent. Réunion de la peau par 9 épingles placées entre les précédentes.

Durée de l'opération : 1 h. 1/4.

Quelques bandelettes de gaze iodoformée sont appliquées sur la ligne de réunion ; un pansement de Lister, recouvert par un pansement ouaté compressif, enveloppe l'abdomen et la racine des cuisses, et est fixé par de longues bandes de tarlatane mouillées.

L'opérée, reportée dans son lit, est rechauffée avec soin. Elle s'est réveillée facilement et ne ressent aucun malaise. On prescrit la diète et le cathétérisme vésical toutes les 5 à 6 heures.

Description du kyste. — C'est un kyste dermoïde uniloculaire. Sa paroi est mince, blanchâtre ; son contenu, formé par plusieurs kilog., d'une matière sébacée épaisse, renferme une quantité considérable de poils bruns, dont les plus longs mesurent jusqu'à 0^m12 de longueur.

Nous avons donné l'analyse histologique de la paroi au chapitre d'anatomie pathologique.

SUITES DE L'OPÉRATION

21 octobre. — Calme après l'opération, agacement nerveux vers le soir. Nausées assez fréquentes. Facies très animé. Deux vomissements bilieux dans la soirée.

T. 38°4. P. 104, fort et plein. Douleurs passagères dans les reins. Injection de 1 centigramme de morphine. Cathétérisme toutes les cinq heures, douleurs cuisantes pendant l'introduction de la sonde. Urines claires.

22 octobre. — Nuit assez calme. Repos interrompu par des envies de vomir et quelques accès nauséeux ; 3 centigrammes de chlorhydrate de morphine ont été administrés en deux fois.

Au matin, tranquillité complète. Soif assez vive. Comme boisson, champagne, eau vineuse. Vomissement bilieux à 11 heures. Injection de 2 centigrammes de morphine.

T. 38°2, P. 104.

Dans l'après-midi, quelques moments d'agitation nerveuse. Plus de vomissements ni de nausées.

Cathétérisme régulier.

T. 38°9, P. 104.

Injection de 2 centigr. de morphine vers 9 h. du soir.

23 oct. — Nuit très calme. Sommeil léger, mais peu agité. Au matin, agitation nerveuse.

T. 38°2, P. 106.

Pansement. — On enlève les épingles. Suture en bon état. Suture collodionnée.

Dans l'après-midi, ballonnement du ventre. Issue des gaz vers le soir. Injection de 2 centigr. de morphine.

T. 38°7, P. 96.

24 oct. — Nuit tranquille, sommeil assez léger. Injection de 2 centigr. de morphine vers minuit.

On donne un peu de café au lait le matin. T. 38°6, P. 98.

Dans la soirée, nouvelle issue des gaz. Injection de morphine.

T. 38°2, P. 92.

25 oct. — Nuit assez agitée. Douleurs vers le côté droit du bas-ventre quand la vessie se vide. Vers dix heures du matin, après administration de 3 verres de limonade Roger, apparaissent des coliques violentes. Plus de gaz par l'anus.

T. 38°7, P. 94.

Vers midi, en soulevant la malade, on détermine la sortie par le vagin d'environ 150 grammes de sang retenu probablement en arrière de l'anneau hyménéal. Depuis la veille, l'opérée avait ressenti comme un malaise précurseur des règles. Pendant toute la soirée, les règles coulent abondantes et ont une odeur fétide. Pas de selles. Les coliques persistent très vives. Ajoutons à cela une excitation nerveuse très grande qui nécessite vers 10 heures du soir l'administration de 2 centigr. de morphine.

T. m. 39°3, P. 100.

Le ventre n'est pas douloureux à la pression. On entend de temps en temps des borborygmes très forts. On injecte alors, par le rectum et à plusieurs reprises, à l'aide d'une sonde uréthrale, environ 1/2 litre d'eau huilée. Cette petite opération détermine l'issue de quelques gaz qui font immédiatement disparaître les coliques. Le liquide injecté ramène très peu de matières.

Injection de morphine de 2 centigr. Pas de sommeil.

A 4 heures du matin, on fait un lavage boriqué de la cavité vaginale. Pas de selles, ni d'issue des gaz, soulèvement des fils de suture. La plaie abdominale est en bon état, il y a un peu de ballonnement du ventre. On répète les injections rectales. T. 39°9. P. 96.

Dans la journée, la malade est calme, prend chaque heure un peu de lait ou de bouillon.

Vers le soir, nouveau lavage vaginal et injections huilées dans le rectum. L'eau ramène une certaine quantité de matières fécales désagrégées.

La quantité d'urine à chaque cathétérisme a augmenté depuis l'ingestion du lait.

T. 39°. P. 96.

27 oct. — Nuit tranquille, quoique sans sommeil, malgré 0,3 centigr. de morphine. Le matin, état nerveux.

T. 39°4. P. 108. Nouvelle injection vaginale et rectale qui ramène peu de matières, pas d'issue des gaz. Etat à peu près stationnaire. Journée assez tranquille. Injection de morphine, T. 39°. P. 90.

28 oct. — Même état. Administration de 2 pilules de podophylle de 0,03 eentigr. Pas de selles, ni de gaz dans la journée.

Etat nerveux à peu près continu. Règles beaucoup moins abondantes. T. 38°6. P. 92.

Journée assez bonne. Coliques le soir. Injection vaginale et rectale. T. 37°8. P. 78.

29 oct. — Seconde partie de la nuit assez calme. Coliques vers minuit. Injection de morphine, 0,02 centigr. T. 37,8. Deux pilules de podophylle.

Journée peu calme, coliques, les règles persistent. T. 37°8. P. 70. Pas de selles.

30 oct. — Infusion de thé de St-Germain le matin (20 grammes pour eau 150 grammes). Il y a eu des vomissements vers la fin de la nuit, sans douleurs dans le ventre. Ballonnement du ventre. La cicatrice s'est désunie au niveau de l'ombilic sur une longueur de 2 centim. pendant les efforts de vomissements. Lavements vinaigrés et savonneux. T. 38°, P. 88.

Pas de selles dans la journée. A l'aide d'une sonde introduite au-dessus d'un obstacle qui fait saillie dans le rectum et dont on ne peut pas reconnaître la nature, on donne issue à une assez forte quantité de matières diarrhéïques. A plusieurs reprises, il s'écoule des matières par la sonde laissée à demeure jusqu'au soir. T. 37°8, P. 88.

31 oct. — La nuit a été calme. Sommeil. Pas d'injection de morphine. Pas de selles, mais les coliques se sont calmées. Appétit. Bouillon, café, beefteack. T. s. 35°8. P. 88.

1er novembre. — Même état. Administration de 0 gr. 20 de calomel. T. m. 38°5. P. 94.

Quelques gaz dans la soirée. La menstruation n'est pas encore terminée. T. s. 38°2.

2 nov. — Pas de selles. Calomel : 0 gr. 20. Lavements. On réussit à ramener quelques matières avec des injections rectales d'infusion de camomille.

Plus de fièvre. L'écoulement sanguin vaginal cesse. Cathétérisme régulier. T. s. 35°4.

3 nov. — Même état. Echappement de quelques gaz. Plaie abdominale en bon état. Pas de ballonnement du ventre. La malade prend un peu de viande et de pain, quelques grappes de raisin. Gaz par l'anus, pas de selles. L'obstacle aux matières, senti par le toucher rectal, diminue. T. 37°6.

4 nov. — Sulfate de magnésie : 30 gr. Pas d'effet. T. 37°6. Lavages rectaux.

5 nov. — Citrate de magnésie : 10 gr. Pas de résultat. Apyrexie complète.

6 nov. — Urines nerveuses spontanées dans la nuit. Quelques gaz. Eau d'Hunyadi-Janos : 3 verres. Pas de selles. Lavages rectaux. T. s. 37°.

8 nov. — Même état. Eau d'Hunyadi. Cathétérisme vésical nécessaire. Cystite peu intense. Lavement purgatif. Une selle vers midi assez abondante. Sommeil bon.

10 nov. — Selles dans la journée. Miction spontanée. Etat général bon. La plaie va bien, elle est pansée au vin aromatique.

15 nov. — Va bien. Selles rares, mais abondantes. Miction facile. La petite plaie ombilicale est pansée à l'iodoforme.

20 nov. — Malade commence à se lever. Pansement régulier de la plaie. Cautérisation au nitrate d'argent.

25 nov. — Etat général excellent, se lève. Plaie très exiguë.

30 novembre. — Petit abcès sous-dermique à droite de l'ombilic. Il s'ouvre spontanément. Pansement phénique mouillé.

2 déc. — La plaie se cicatrise lentement. L'abcès donne à peine une gouttelette de pus par jour. Les selles sont régulières. Appétit excellent.

5 déc. — Même état. La malade se lève.

10 déc. — L'abcès est guéri. Mais la petite plaie, quoique très réduite, ne se recouvre pas facilement d'épiderme. Pansement au nitrate d'argent (0 gr. 50 cent. pour 100).

18 déc. — L'opérée quitte l'hôpital complètement guérie. Ceinture hypogastrique.

1° — Kystes dermoides sans complications extraordinaires.

Observation I.

Veit. (*Berliner Wochenschrift*, 1876, n° 50, p. 717).

Madame O..., 29 ans. Deux accouchements antérieurs, le dernier remontant à 3 ans. Règles suspendues depuis juin 1876. On sent dans l'abdomen une tumeur très grosse, douloureuse à la pression, non fluctuante, remontant au-dessus de l'ombilic.

Ponction 13 octobre 1876. Il sort un liquide jaunâtre, épais, dans lequel on voit des flocons blanchâtres, du pus et aussi des corpuscules graisseux. Pas de poils.

Diagnostic. — Kyste dermoïde de l'ovaire. A la suite de la ponction, il y eut de la fièvre avec quelques points de péritonite.

Le 29 oct. 1876, ovariotomie pratiquée par le Professeur Schrœder. Adhérences du kyste au péritoine pariétal se laissant détacher avec le doigt.

Le contenu du kyste est vidé avec une cuiller. On trouve, au milieu d'une matière caséeuse trouble, un assez grand nombre de cheveux. Ligature en masse du pédicule au catgut d'abord, mais, celui-ci ne tenant pas bien, on le lie avec de la soie.

Suture de la paroi abdominale avec du fil de Florence. Pansement antiseptique. Guérison.

La tumeur mesurait 23 cent. dans son diamètre transversal et 19 cent. dans son diamètre vertical. Elle présentait un kyste principal avec cheveux blonds et bruns, et un certain nombre de kystes secondaires déjà perforés ou en voie de perforation.

Le contenu du kyste principal est en partie liquide (au microscope on trouve des cellules épithéliales plates et des corpuscules graisseux), et en partie solide (cheveux, cristaux de cholestérine, cellules épithéliales).

Observation II.

Kœberlé (*Archives de tocologie*, 1878, p. 54).

Madame D..., de Bourgarber (Basses-Pyrénées) âgée de 32 ans. Bonne santé habituelle jusqu'au commencement de 1875. A cette époque, au deuxième mois d'une première grossesse, il survient brusquement dans le bas ventre des douleurs extrêmement vives, s'irradiant dans les aines, accompagnées de coliques et de vomissements. L'accouchement fut normal masi,

après des périodes d'accalmie complète, les douleurs continuent plus vives. On les attribue à une hématocèle. Au mois de janvier 1876, après une nouvelle crise, on reconnut l'existence d'un kyste de l'ovaire. Pas d'amaigrissement ; menstruation normale.

Tumeur abdominale : 20 cent. de diamètre. Mobile et fluctuante, elle présente, à la partie inférieure gauche, une tubérosité dure de 4 à 5 cent. de long.

Diagnostic. — Kyste de l'ovaire gauche sans adhérences abdominales, probablement dermoïde en raison de l'état général, de l'accroissement lent de la tumeur et de la consistance prononcée de la petite saillie qui existe au côté gauche du kyste.

Opération, 10 avril 1877.

On constata que l'ovaire gauche était sain, que le kyste renfermait tous les éléments de la peau et qu'il y avait torsion du pédicule. Guérison.

Suivent réflexions.

Observation III

GOMEZ TORRES (*Annales de gynécologie*, 1878, t. IX, p. 401. Traduction par le docteur Thévenot).

Antonia Canton, 25 ans ; migraines dès l'âge de 7 à 8 ans, accès de fièvre intermittente à type tierce dès l'âge de 12 ans. Réglée pour la première fois à 15 ans, elle vit sa tumeur se développer à l'âge de 21 ans.

Douleurs avec exacerbation au moment des époques menstruelles.

Opération, 24 janvier 1878. Guérison au bout du 73e jour.

L'examen du kyste présente trois masses, de forme et de volume différents. L'enveloppe du kyste est épaisse, lisse à la surface externe ; la surface interne présente de nombreuses anfractuosités.

Le contenu renferme du pus, de la peau, des cheveux en grande abondance, et des dents nombreuses, au nombre de 100 au moins. Il y avait des incisives, des canines et des molaires dont on distinguait la couronne, le collet et la racine enchassées dans de véritables alvéoles. Les cheveux étaient bruns ou blonds. On y voyait aussi un temporal ressemblant à celui d'un enfant de 7 à 8 ans et un frontal gros comme l'ongle d'un adulte. Suivent réflexions.

Observation IV

SCHROEDER de Berlin (*Berliner Wochenschrift*, n° 67, 1879, p. 1).

Femme F. 40 ans. Opérée d'un kyste dermoïde. Adhérences multiples. Morte 4 jours après l'opération.

Observation V

Athill (*Jahresbericht*, t. II, 1879, p. 566).

Deux observations. Premier cas, kyste dermoïde partout adhérent. Les adhérences étaient telles que l'on ne vit point le pédicule. L'opération fut longue et difficile. La mort survint quelques heures après. Collapsus.

Deuxième cas, kyste dermoïde multiloculaire, sans adhérences. Le pédicule est lié par un fil de chanvre et abandonné dans l'abdomen. Guérison.

Observation VI

Clay (*The Lancet*, 8 novembre 1879, p. 689).

R. S..., âgée de 50 ans. Mariée à 17 ans, a eu 7 enfants dont le plus jeune a aujourd'hui 9 ans, entre à l'hôpital de Birmingham en août dernier. Bonne santé habituelle. Couches bonnes. Depuis près de 10 ans, elle sent de chaque côté de l'abdomen une tumeur de la grosseur d'un œuf de poule. Vingt mois avant son entrée à l'hôpital, les tumeurs ont augmenté de volume. Elles se sont encore accrues depuis. La malade a un facies anxieux, un teint terreux. Les tumeurs, qui ne forment plus actuellement qu'une masse unique, occupent les régions hypogastrique et ombilicale. La palpation ne revèle point de fluctuation. Toute la masse est uniformément dure. La circonférence au niveau de l'ombilic est de 81 cent. Col normal. Le toucher ne donne rien de particulier. La cavité de l'utérus mesure 0mm 0525.

La ponction aspiratrice ne fournit aucuns renseignements.

Le 27 août, ovariotomie. Incision de 9 centim. sur la ligne blanche. Adhérences fibreuses à la paroi abdominale. Enucléation assez facile de la tumeur. Elle se trouvait incluse entre les couches du ligament large.

Une exploration plus attentive fit découvrir une autre tumeur dans l'épaisseur du ligament large du côté gauche. On l'enlève sans difficulté. L'ovaire gauche avait à peu près la grosseur d'un œuf d'oie. L'ovaire droit était sain.

Morte, quelques semaines après, d'une pneumonie.

L'examen des tumeurs qui toutes deux étaient de la grosseur de la tête d'un fœtus à terme, montra qu'elles étaient formées d'une substance caséeuse, entremêlée de cheveux bruns de 7 cent. de longueur. Une portion du kyste, de 5 centimètres carrés environ, avait l'apparence d'un cuir chevelu recouvert de longs cheveux. On trouva aussi deux molaires.

Observation VII

LAROYENNE (*Archives de Tocologie*, 1880, p. 747).

Françoise D..., de Bourges (Ain), 33 ans. Menstruation toujours régulière. Un seul enfant il y a 12 ans. Accouchement normal. Il y a 6 ans, douleurs dorso-lombaires intenses. Depuis un an, douleurs très vives à l'hypogastre et dans la région lombaire. Constipation opiniâtre. Troubles du côté de la miction.

Toucher vaginal : rétroversion très marquée et irréductible. Cathétérisme utérin : 8 cent.

28 juin. — On constate une tumeur du volume d'une orange moyenne et ovoïde en arrière du pubis et s'étendant un peu à gauche.

Ponction 18 juillet, avec l'appareil Dieulafoy. Liquide ayant l'aspect d'un pus légèrement granuleux qui se prend en masse, et qui redevient liquide en le plongeant dans l'eau chaude.

Diagnostic : kyste dermoïde.

8 nov. 1879. — Ovariotomie. Anesthésie par l'éther. Section du pédicule par le thermo-cautère. On l'abandonne dans la cavité abdominale. Guérison le 25 janvier.

Observation VIII

DORAN (*Annales de gynécologie*, 1882, t. II, p. 58. *Société obstétricale de Londres*).

Femme âgée de 32 ans, chez laquelle, après avoir enlevé une tumeur dermoïde de l'ovaire gauche, il en découvrit une seconde siégeant à l'ovaire droit. Pédicule long, tordu, transformé entièrement en tissu fibreux. Grandes douleurs dues à la torsion du pédicule. Guérison.

Observation IX

THORNTON (*Annales de gynécologie*, t. II, p. 63. *Traduction Rodet. British med. journal, 10 déc.* 1881, p. 933).

Enfant de 7 ans. En été 1880, la mère remarqua que l'abdomen de l'enfant augmentait de volume. Au mois d'octobre, chute sur le ventre ; collapsus immédiat, péritonite généralisée grave, qui céda au bout de 15 jours.

En avril 1881. — Tumeur siégeant dans le côté droit, mobile, remontant jusqu'à l'ombilic. Ponction exploratrice sans résultat pour le diagnostic.

14 avril. — Ovariotomie. Poids de la tumeur : 2 kil. 100. Durée de l'opération : une heure. Guérison.

Observation X

Queirel de Marseille (*Annales de gynécologie*, 1882, t. II, p. 456. Rapport de M. Duplay à la Société de chirurgie).

Femme de 42 ans. Accouchement heureux il y a 20 ans. Toujours bien réglée depuis. Début de la tumeur il y a un an. Ventre développé comme à 7 ou 8 mois de grossesse. Tumeur occupe toute la fosse iliaque droite, remonte à trois travers de doigt au-dessus de l'ombilic, fluctuante à droite, dure au milieu et à gauche. Ces deux bosselures sont séparées par une dépression qui occupe le milieu de la fosse iliaque droite.

Diagnostic : Fibrome sous-péritonéal du fond et du corps de l'utérus et kyste de l'ovaire droit.

Gastrotomie. Au cours de l'opération, on s'aperçoit que le kyste était dermoïde. Touffe de cheveux, dents implantées sur la poche. Mort.

Observation XI

Nicolaysen J. (*Jahresbericht*, t. II, 1884, p. 597).

Jeune fille de 10 ans. Ovariotomie. Succès. Le contenu est un os de la longueur d'un sacrum d'adulte ; des poils et des masses de cholestérine.

Observation XII

W. Bœstler (*Lancaster*) (*Amer. journ. of. obstetr.* 1885, février, p. 150).

Malade de 44 ans, 7 enfants, le dernier accouchement remontant à 8 ans. Depuis deux ans, elle remarque dans la région iliaque gauche une tumeur qui augmente rapidement. Diagnostic : Kyste uniloculaire de l'ovaire. Au cours de l'opération, on trouve des adhérences multiples avec le péritoine. Le contenu du kyste était en grande partie un liquide ayant l'apparence de suif fondu, des grumeaux nombreux et une grande quantité de cheveux. Guérison sans complications.

Observation XIII

F. Howitz (*Copenhague*). *Gynækol, og. obstetr. Meddel B. V, Hft* 3, *1885.*

Femme de 37 ans. Un seul accouchement remontant à 14 ans. Les premiers signes de la grosesse abdominale remontent à 2 ans. Depuis cette époque, douleurs, hémorrhagies, fièvre. En ce moment, il y a écoulement de pus par le rectum. On fit l'ovariotomie incomplète en deux temps.

Après incision un peu en dehors de la ligne médiane, on fixe la paroi du kyste à la paroi abdominale. Pansement iodoformé.

Au bout de 7 jours, le sac étant partout adhérent, il fut ouvert ; on retira 4200 grammes de pus.

Lavage de la cavité au chlorure de zinc. Diagnostic : Kyste dermoïde, compliqué de grossesse extra-utérine.

On fit l'ovariotomie incomplète parce que l'on craignait des adhérences avec le gros intestin.

Guérison au bout de 3 mois.

Observation XIV

J.-B. Hunter (*Société obstétricale de New-York. Annales de gynécologie*, page 131, 1885).

Veuve de 28 ans. Souffrait depuis 8 ans de Dysménorrhée et de Ménorrhagie. Ses règles duraient 14 ou 15 jours.

On trouva un ovaire grossi derrière l'utérus. Laparotomie. Incision de 8 centim. de long. Il enleva les trompes et les deux ovaires ; le droit était augmenté de volume et adhérent à la trompe ; le gauche, gros aussi, renfermait des cheveux et une substance pultacée.

Observation XV

Polk (*même séance*).

La malade souffre du côté gauche. Bronchite. A droite, près du ligament large, on sent une tumeur du volume d'une orange. Laparotomie. On enlève le kyste dermoïde avec la trompe droite ; on enlève aussi l'ovaire gauche. Opérée meurt 15 jours après l'opération d'une pneumonie double.

Observation XVI

Goodel (*Société obstétricale de Philadelphie. Annales de gynécologie*, page 141, t. I, 1885).

Femme portant une tumeur pelvienne qui semblait être une dégénérescence de l'ovaire droit. Opération le 8 septembre. Il trouva un kyste dermoïde.

La malade est maintenant très bien.

Observation XVII

MONOD (*Bulletin* de la société de Paris, 1885, t. XI. p. 474. Séance du 1er juillet).

C'est une femme de 46 ans chez laquelle il a récemment enlevé un kyste dermoïde de l'ovaire.

Il attire l'attention :

1° Sur la pièce elle-même qui est un bel exemple de kyste dermoïde, implanté dans la paroi.

Les dents sont au nombre de deux, petites, complètes, fixées par leur racine dans une petite masse de consistance dure, qui fait elle-même partie intégrante de la paroi kystique.

Le kyste contenait en outre de la substance graisseuse de consistance de mastic, à laquelle sont mêlés des cheveux en grand nombre, la plupart très longs. Quelques poils plus courts sont implantés dans la paroi kystique.

Il y avait en outre un peu de liquide brunâtre.

2° Sur l'âge auquel cette tumeur est apparue. Il y a un an seulement que la malade a pu en faire constater la présence par son médecin.

3° Sur les accidents de péritonite, dont la malade a été deux fois atteinte, qui n'ont laissé d'autres traces que des épaississements partiels de la paroi du kyste, mais sans aucunes adhérences.

Opération facile, on peut compter sur une prompte guérison.

Observation XVIII

BOUILLY (même séance).

Rappelle une malade de 30 ans, qu'il a opérée à Necker, également pour un kyste dermoïde contenant des poils blonds. Opération facile, guérison prompte.

Observations XIX

POLAILLON (même séance).

Il y a 7 ans, il opéra un kyste de ce genre chez une fille qui avait été chassée par ses parents qui la croyaient enceinte. Il y rencontra une proportion notable de poils et une centaine de dents enchassées dans des portions osseuses.

Observation XX

TERRIER (*Observations extraites des tableaux qu'il publia dans la revue de chirurgie*).

Mme Martin, 38 ans. Femme ; un enfant. Opération le 18 nov. 1874 à l'hôpital Laennec. Kyste dermoïde droit. Pédicule extra. Guérison. Durée de l'opération : 2 h. 1[2. Revue en 1882, allait très bien.

Observation XXI

Mme Guimier, 51 ans. Femme. Ménopause. Deux enfants.

Opération le 27 septembre 1875 à la Salpétrière. Kyste dermoïde et multiloculaire gauche. Pédicule extra. Durée de l'opération : 3 h. 3/4. Guérison.

Observation XXII

Mlle B. Vincent, 17 ans. Fille. Opération : 16 août 1877 à la Salpétrière. Kyste dermoïde droit. Pédicule extra. Durée de l'opération : 1 h. Guérison.

Observation XXIII

Mme Roux, 41 ans. 5 enfants. Opération le 5 février 1884 à l'hôpital Bichat. Kyste dermoïde de l'ovaire droit. Pédicule est lié et abandonné.

Durée de l'opération : 50 minutes. Guérison. Allait bien en 1885.

Observation XXIV

Mme B..., 40 ans, 2 enfants. Opération le 12 octobre 1884. Kyste multiloculaire et dermoïde, siégeant des deux côtés. Pédicule lié et abandonné. Durée de l'opération : 27 minutes. Guérison. Va trés bien en 1886.

Observation XXV

Péan (*Observations tirées des tableaux publiés dans les leçons de clinique chirurgicale professées à l'hôpital Saint-Louis* de 1875 à 1885).

Femme de 39 ans. Opérée le 21 nov. 1876. Incision courte. Kyste non adhérent, à parois fibreuses, épaisses et résistantes, contenant 12 litres de matière sébacée en grumeaux semblables à du riz cuit. Pédicule de moyen volume fixé à l'angle inférieur de la plaie. Guérison. Diagnostic : kyste dermoïde de l'ovaire gauche.

Observation XXVI

Femme de 42 ans. Opération le 30 nov. 1876. Diagnostic : Kyste dermoïde de l'ovaire gauche. Début remonte à 10 ans. Ponction donne une douzaine de litres d'un liquide comme purulent.

En arrière et à droite, adhérences de deux franges d'épiploon contenant des vaisseaux. Elles furent liées, partiellement excisées, et leur moignon fixé auprès du pédicule à l'angle inférieur.

Contenu : matière sébacée de consistance de mastic de plus de 2 kilog. Elle était semée de poils roux et durs. Guérison.

Observation XXVII

Femme de 38 ans. Pas d'enfants. Aucun renseignement sur le début de la tumeur. Douleurs violentes, fièvre, bien que la tumeur soit petite. L'opération est décidée à cause de ces symptômes alarmants. Adhérences généralisées au fond du bassin.

Ponction ne donna issue qu'à environ 800 gr. de matière sébacée, semi-fluide, jaune soufre. Poche formée par une membrane analogue à la peau avec production cartilagineuse et osseuse. Kyste dermoïde de l'ovaire gauche Guérison.

Observation XXVIII

Femme de 28 ans ; toujours bien réglée, vierge, blonde, aspect de phtisique. Début de la tumeur remontant à 3 ans. Développement rapide depuis six mois. Depuis quinze jours, légers accidents de péritonite.

Opération le 14 février 1882. Adhérences épiploïques de l'étendue de la paume de la main. Contenu séro-graisseux mélangé de sang, de masses de sébum, quelques poils ; pédicule sur l'ovaire droit, lié en deux moitiés et réduit.

Durée de l'opération : 40 minutes.

Diagnostic : Kyste dermoïde de l'ovaire droit. Guérison.

Observation XXIX

Femme de 40 ans. Réglée à 14 ans, mariée à 22 : un enfant de 16 ans, une fausse couche. Tempérament lymphatico-nerveux. Uréthrite chronique.

En 1881, obstruction intestinale suivie de péritonite. Il y a quelques semaines, rupture spontanée d'une loge dans le bassin.

Pas de ponction.

Opération, 2 mai 1882; ponction d'une grande poche en avant qui donne un liquide séreux, brunâtre, un peu louche. Tout au fond, seconde loge donnant issue de 800 à 1000 gr. de sébum liquide avec pelotons de cheveux et cristaux de cholestérine. Une autre poche contient de la sérosité louche. Adhérences épiploïques.

Pédicule long sur l'ovaire gauche, lié en deux, puis en masse et réduit. Toilette du péritoine difficile.

Kyste dermoïde multiloculaire de l'ovaire gauche ; succombe le 4e jour à une variole contractée à l'hôpital.

Observation XXX

Femme de 34 ans. Réglée à 14 ans ; non mariée. Déjà opérée en 1871, par M. Pean d'un kyste ovarique droit. Crises d'hystérie depuis un an.

Opération le 26 nov. 1883. On fait l'incision un peu à gauche et parallèle ment à la cicatrice de la première. Adhérences généralisées de l'épiploon.

Ponction du kyste donne issue à deux litres de pus, mélangé d'une matière sébacée et de poils roux. Pédicule très court, lié en deux parties et réduit. Durée : 40 minutes.

Guérison. Kyste dermoïde de l'ovaire gauche. Dans l'intérieur du kyste, on trouva deux dents assez semblables aux fausses molaires d'un enfant, et une plaque osseuse de la dimension d'une pièce de vingt sous.

Observation XXXI

Femme de 43 ans. A l'Hôtel-Dieu, après une ponction, on crut à un cancer inopérable.

Opération le 3 avril 1884. Incision longue à cause des adhérences à la paroi, à l'épiploon et à l'intestin et de la minceur des parois du kyste.

La main, plongée dans le ventre, attire sans effort au dehors une masse colloïde verdâtre, séparée par des cloisons cellulo-vasculaires, peu distinctes du poids de 20 kilogs.

La toilette du péritoine nécessite 30 serviettes et 50 éponges.

L'intestin grêle très vascularisé est couvert de granulations du volume d'un grain de millet, et le péritoine de petits kystes digitiformes. Pédicule long, friable, lié en deux parties.

Du côté de l'ovaire droit, kyste dermoïde qui est également extrait.

Diaguostic : kyste mixte du côté gauche ; dermoïde du côté droit ayant pour siège les deux ovaires.

Durée de l'opération : 1 heure. Guérison.

Observation XXXII

Femme d'un aspect masculin, alcoolique, nerveuse, suivie depuis 7 ans avec le docteur Bourg. Poussée de péritonite depuis un an, vomissements incessants depuis 4 mois.

Opération le 28 juin 1882. Pas d'adhérence ; pédicule gros et court, lié en deux moitiés : kyste dermoïde de l'ovaire droit.

Durée de l'opération : 15 minutes. Guérison.

Contenu du kyste : Débris de téguments fœtaux, de la cholestérine, de la graisse.

Observation XXXIII

Femme épuisée, souffrant depuis longtemps d'un eczèma ; traces de syphilis non entièrement éteintes. Opération le 23 nov. 1882. Peu d'adhérences. Pédicule large, lié entre trois grosses ligatures et deux petites ; kyste de l'ovaire gauche. Guérison.

Observation XXXIV

Femme épuisée par privations et misère. Début de la tumeur : 10 mois. Ponction, il y a un mois, donne 10 litres de pus.

Opération : 31 juillet 1883.

Kyste enflammé. Adhérences pariétales généralisées. Le contenu de la loge principale est un liquide hématique, charriant du sébum formé en boules comme des noisettes, environ une soixantaine ; une mèche de cheveux roux.

Pédicule tordu, lié en deux moitiés, puis réduit.

Kyste dermoïde de l'ovaire gauche. Durée de l'opération : 40 minutes. Guérison.

2° — Kystes dermoïdes enflammés avec accidents graves de péritonite généralisée a la suite d'une ponction exploratrice.

Observation XXXV

Jacobi (*Amer. journ. of obstetr.*, Nov. 1883, p. 1160.)

M. L..., 31 ans, célibataire, bonne santé antérieure. A la suite d'un effort, elle ressentit une violente douleur dans la région inguinale droite.

A l'examen du ventre, on trouve une tumeur de la grosseur d'une orange. L'utérus, étant en rétroversion, on le remet en place.

Six semaines après, on fait une ponction aspiratrice de la tumeur à travers le vagin, et l'on retire deux onces environ d'un liquide jaunâtre et épais. La malade accuse aussitôt de vives douleurs. Fièvre, suppuration du kyste qui se vida par le rectum. Etat septicémique chronique qui dura plusieurs années.

Observation XXXVI

Jacobi (id.)

A. P..., 28 ans, se plaint depuis deux ans de douleurs du côté de la vessie.

Utérus est en antéversion. Le palper révèle une tumeur du côté droit.

Ponction aspiratrice par le vagin. Ecoulement d'un liquide caractéris-

tique du contenu d'un kyste dermoïde. A la suite de cette ponction, il se produisit une inflammation du kyste avec de la fièvre, des douleurs vives, et, 6 semaines après, la malade mourut dans le collapsus, après avoir présenté des accidents de péritonite.

Observation XXXVII

ZWEIFEL (*Centralblatt für Gynæcolog.*, Février 1883.)

M. St..., servante, 24 ans. En 1879, constipation opiniâtre et violentes douleurs dans le côté gauche du corps. La malade accuse alors une augmentation de volume de son abdomen, surtout depuis l'automne 1882. Tumeur grosse comme une tête d'homme. Grande circonférence du ventre : 0m80.

Le 15 janvier, ponction avec l'aspirateur Potain ; aiguille de 2 millim. 1/2. Dix minutes après, péritonite aiguë ; vomissements, pouls petit et lent.

Ovariotomie 2 heures après ; guérison.

3° — KYSTES DERMOÏDES SUPPURÉS AVEC PERFORATION DE LA PAROI ABDOMINALE, OU OUVERTURE DANS LA VESSIE.

Observation XXXVIII

KROGMANN (*Centralblatt für Chirurgie*, 1879, n° 13, p. 223).

Jeune fille de 17 ans, porte une tumeur dans la fosse iliaque gauche depuis 1876. En juillet de la même année, la tumeur s'ouvrit au niveau de l'ombilic ; il en sortit un liquide peu épais et jaunâtre, il subsista une fistule par laquelle s'écoulait journellement une tasse d'un liquide qui devint bientôt purulent. Vers fin décembre, on remarqua pour la première fois dans le pus quelques cheveux, puis la secrétion devint fétide.

A son entrée, en décembre 1877, à la clinique d'Esmarch, en introduisant une sonde, on ne pouvait limiter la tumeur. On pénétrait de 22 cent. dans la profondeur. Par le toucher rectal, on sentait la tumeur derrière l'utérus.

On nettoya le kyste plusieurs fois à l'acide phénique après râclage. Plus tard, on fit quelques injections de teinture d'iode.

Diagnostic : kyste dermoïde suppuré, ayant perforé la paroi abdominale.

La malade sortit de l'hôpital le 1er juillet 1877. Secrétion minime et sans odeur. Tumeur grosse comme le poing.

Observation XXXIX

ROBERT BARNES (*Saint-Thomas hospital reports*, 1878 ; *Archives de tocologie*, p. 49, 1879).

Mme T... vint à Londres au commencement de 1874, peu de temps après son premier accouchement. Le docteur Gipson, qui avait pratiqué l'accouchement, avait été obligé de faire une incision dans le tissu de l'utérus pour délivrer l'enfant. Aussitôt après la délivrance, on retira de l'utérus une masse volumineuse de cheveux. Il n'avait cependant pas incisé la paroi du kyste dermoïde.

Peu de temps après l'accouchement, un abcès se forma derrière l'utérus et vint s'ouvrir dans le vagin. L'ouverture fut maintenue ouverte par les soins du docteur Gibson.

Le docteur Barnes, après chloroformisation, agrandit l'ouverture au bistouri. Il en retira un paquet de cheveux, de la graisse, deux dents incisives. On fit des injections iodées répétées. La malade finit par guérir vers le mois de mai 1878.

C'était un kyste dermoïde suppuré qui s'était ouvert dans le vagin.

Observation XL

SCHREIBER (*Centralblatt f. Gynækologie*, n° 11, 1882).

Femme de 32 ans. Un premier kyste s'enflamme quelques semaines après un quatrième accouchement.

Quatre mois après, la malade rentrait à l'hôpital avec fièvre intense et une tuméfaction soulevant la première cicatrice. Même opération. Guérison rapide.

Observation XLI

H. MORRIS (*Observation recueillie par M. Leslie Powne. British medical journal*, 6 septembre 1884, page 467).

A. T..., femme mariée, 44 ans, ayant eu plusieurs enfants, entre à l'hôpital le 15 mars 1884. Raconte qu'avant son dernier accouchement (lequel eut lieu, il y a 18 mois, et qui fut très difficile ; on sacrifia l'enfant), son ventre était plus gros que pendant ses autres grossesses. Depuis trois semaines, elle remarque auprès de l'ombilic une tumeur qui s'accroît en même temps que sa faiblesse.

A son entrée à l'hôpital, mauvais état général.

Monsieur Morris, après examen minutieux, conclut à une tumeur suppurée de l'ovaire ayant tendance à s'ouvrir au dehors.

Le même soir, on décide l'opération. Incision de la paroi abdominale au-dessous de l'ombilic. Il s'écoule du pus en grande quantité, 5 litres environ, mélangé à une substance caséeuse et à des débris membraneux. On place plusieurs tubes à drainage. Pansement antiseptique.

Mort deux jours après.

Diagnostic : kyste dermoïde de l'ovaire droit, avec rupture de la paroi et écoulement du contenu dans le péritoine.

Observation XLII

PINCUS (*Centralblatt für Gynæcologie*, n° 2, p. 26).

Perforation de la vessie par un kyste dermoïde de l'ovaire gauche.

Après dilatation de l'uréthre, on trouve la communication entre la vessie et le kyste. Drainage et lavage complet de la cavité. Guérison au bout de 8 jours.

Récidive au bout de quelques mois.

Czerny entreprend l'extirpation de la tumeur. Le kyste est vidé, il renfermait une sorte de lie fétide. On détache les adhérences. Ligature du pédicule. Suture de la plaie vésicale au fil de soie. Toilette du péritoine. Trois drains sont laissés à la partie inférieure de la plaie.

La malade quitte l'hôpital au bout de huit semaines. Il reste trois fistules.

4° — KYSTES DERMOIDES COMPLIQUÉS DE GROSSESSES

Observation XLIII

P. RUGE (*Berl. klin. Wochens.* n° 16, p. 231, 22 avril 1878).

Kyste complexe de l'ovaire, cause de dystocie.

Femme est à son troisième accouchement. Le premier, facile, remonte à trois ans ; le deuxième remonte à 18 mois ; fut prolongé.

6 novembre, écoulement des eaux. Le 8, début des douleurs qui deviennent pressantes.

Enfant en première position. On l'extrait par le forceps en état d'asphyxie.

Couches satisfaisantes jusqu'au septième jour ; à cette époque, température monte jusque 40°.

Le 20, opération. Tumeur combinée de kystes colloïdes et dermoïdes.

Pédicule intra. Drain passé dans le cul-de-sac vaginal postérieur. Morte le 22 novembre de septicémie.

Observation XLIV

Wiart (*Gazette médicale de Paris*, 15 avril 1882).

Kyste dermoïde de l'ovaire ; dystocie.

Primipare ; présentation du sommet en première position. Après 24 heures de douleurs, on fit une première application de forceps au détroit supérieur, mais sans succès.

Le toucher rectal permet de reconnaître une tumeur lisse dure, arrondie, du volume d'un œuf de dinde.

Nouvelle application de forceps. Sous l'influence des tractions, la tumeur est amenée à l'orifice de l'anus. Ponction donne 125 grammes de liquide épais et crémeux.

Accouchement est terminé, enfant mort, délivrance facile.

La malade retirait de l'anus elle-même, le 20 octobre, un lambeau de membrane recouverte d'une masse de cheveux fins et soyeux. Guérison.

Observation XLV

Dr Macdonald (société obstétricale d'Edimbourg, 13 mai 1885. *Annales de gynécologie*, p. 457, t. I, 1884).

Montre un utérus enlevé par la méthode Porro, dans un cas de travail empêché par une tumeur dermoïde de l'ovaire droit. Elle avait été prise durant la vie de la femme, comme une tumeur fibreuse.

Observation XLVI

A. Fochier (*Lyon médical*, n° 27, 1886).

Vers la fin de 1879, Mme B..., vint consulter pour une tumeur du cul-de-sac vaginal postérieur.

Elle était amenée par le docteur Chambard, qui croyait à une tumeur fibreuse.

Un examen très approfondi démontra que la tumeur était un kyste dermoïde.

On provoqua l'accouchement au huitième mois, par le procédé de Krause.

Ponction avec l'appareil de Dieulafoy, dont on avait eu soin de chauffer le trocart. Grâce à cet artifice, il put s'écouler un liquide huileux qui se coagulait rapidement. Une application de forceps amena sans peine un enfant vivant.

Guérison.

5° Kystes dermoides complexes.

Observation XLVII

H. Unverricht (*Centralblatt für Chirurgie*, n° 14, p. 239, 1879).

Femme de 24 ans, ressent des douleurs et remarque en même temps que le volume de son ventre augmente. On sent une tumeur mobile dans l'abdomen ; le col de l'utérus a la forme de choux-fleurs.

La malade succombe sans présenter de complications particulières.

L'autopsie démontre qu'il s'agissait d'un kyste dermoïde sarcomateux avec sarcôme secondaire de l'utérus.

Observation XLVIII

John Williams (*Schmidt's Jahrbücher*, 1883, v. II, p. 218)

A l'ouverture de l'abdomen, on vit que le péritoine était recouvert de petites tumeurs gélatineuses, ayant en général l'aspect d'un myxôme.

A gauche, on trouva aussi, entre le fond de l'utérus et la paroi du bassin, un myxôme d'aspect très foncé.

L'ovaire gauche était entouré par trois kystes dermoïdes avec parois ossifiées.

Il s'agissait d'un kyste dermoïde de l'ovaire et d'un myxôme péritonéal.

Observation XLIX

H. Flaischlen (*Reits f. Geburt und Gynæk, Band VI, Heft 1*).

Sur un ovaire enlevé par Schrœder, il a trouvé une tumeur composée de la grosseur d'une noisette. Cette tumeur renferme d'une part un kyste prolifère et un kyste tapissé d'épithélium pigmenté, et d'autre part un kyste dermoïde contenant poils, dents, tissu osseux, de la peau, avec des glandes sébacées et sudoripares.

6° KYSTES DERMOÏDES DE L'OVAIRE AVEC DERMOIDES COEXISTANT DANS LE PÉRITOINE.

Observation L

A. FRAENKEL (*Wiener m. Wochenschrift*, n° 29, 1883, p. 909).

Femme de 37 ans, entrée à la clinique de Billroth en décembre 1882. Ordinairement bien portante. Règles à 18 ans, toujours régulières. A eu 4 enfants et fit un avortement. Début de l'affection, il y a deux ans.

Etat actuel. — Ventre en forme de besace, circulation veineuse, fluctuation manifeste ; circonférence au niveau de l'ombilic : 104 cent.

La région épigastrique, ainsi que la partie supérieure droite de l'abdomen, donnent un son tympanique aigu, les parties les plus déclives donnent de la matité tympanique. Dans l'hypocondre gauche, on sent une tumeur assez dure.

Diagnostic : Kyste de l'ovaire gauche. Opération le 9 décembre 1882. On reconnaît, après incision du péritoine, que la tumeur est un kyste dermoïde. Pas de ponction. Adhérences avec l'urèthre gauche, et avec l'utérus.

Extirpation du kyste, ainsi que de l'ovaire droit dégénéré. Toilette du péritoine. On laisse un drain. Pansement iodoformé. Malade succombe le lendemain à la suite d'une péritonite aigue.

L'autopsie démontre que le péritoine était parsemé de petites tumeurs dermoïdes de la grosseur d'une noisette.

Dans l'intérieur du kyste, on trouva de nombreux pelotons graisseux, plus ou moins arrondis, de la grosseur d'une fève.

Observation LI (id.)

Femme de 41 ans. Vient à la clinique de Billroth à cause d'une tumeur qu'elle a vu se développer il y a 14 ans. Opération le 21 Mai 1881.

Kyste dermoïde de l'ovaire droit, et végétations dermoïdales dans le mésentère. L'opération fut difficile à cause des adhérences. Morte, le troisième jour, de péritonite.

Index Bibliographique.

Athill. — *Jahresbericht*, t. II, 1879, p. 566.

Barnes. — *Dermoïd cyst of the ovary : abdominal section; drainage of the cyst; Cure. The Brit. med. Journ. Aug.*, 16, 1884, vol. II. p. 321.

V. Boestler. — *Centralt. f. Gynæc.*, 1885, p. 491.

A. Boinet. — *Tr. prat. des maladies des ovaires et de leur traitement. Art. ovaire, Dict. des sciences médicales.*

Caster. — Société obst. de Londres, 2 avril 1884. — *Ann. de gynécologie*, 1884, p. 867.

Chadwich. — Soc. obst. de Boston, 9 février 1884. — *Arch. de tocologie*, Oct. 1884.

Clay. — *The Lancet*, 8 Nov. 1879, p. 689.

J. Cruveilhier. — *Anatomie pathologique*, t. XXXV.

Cousin. — Thèse de Paris, 1877.

Courty. — *Traité des maladies de l'utérus et de ses annexes.*

Dorhn. — 25 *ovariotomies, Deutsche med. Wochensch.* 1878, vol. 46 et 47.

Alban Doran. — 1° *Dermoïd ovariom. Cyst. The Brit med. journ. July.*, 1882, vol. II, p. 17. 2° *Medic. chirurgical transactions*, april 28, 1885, t. XXIV, page 254.

Duplay. — *Arch. gén. de méd.*, 1879, vol. I, p. 471.

F. W. Elsner. — *Dublin journ. of med. sc. May* 1882, d'après Rev. des sciences méd., 1882, t. XX, p. 602.

E. Flaischlen. — *Einfall von combinirten Dermoïd des ovariums. Zeitz. f. Geburt. w. Gynæk. Bd. VI*, d'après revue des sciences méd., 1882, t. 20, p. 612.

W. Flemming. — *Arch. f. An. und physiol.* Août 1886. *Anat. abth., Heft* III et IV.

A. Frænkel. — *Ueber Dermoïd cystes des ovariums* (mit Haaren) *im Peritoneum. Wiener mediz. Wochensch.*, 1883, s. 865, 909, 940.

Fochier. — Lyon médical, n° 27, 1884.

Goodel. — Soc. obst. de Philadelphie, 2 oct. 1884. — *Ann. de Gynécol.*, 1885, T. XXIII, p. 141.

Gross. — Contribution à l'étude des tumeurs perlées. *Société de Médecine de Nancy*. 15 janvier 1884.

Guichard (d'Angers). — Contribution à l'étude des kystes dermoïdes de l'ovaire,-développés dans la cavité pelvienne (*Arch. de Tocologie*, juillet 1885, page 676.

Guyon. — F. Terrier. Contribution à l'étude des résultats obtenus par l'ablation incomplète des kystes de l'ovaire. *Rev. de chirurgie*, août 1881, t. I, obs. II, p. 630.

Hartmann. — *Progrès médical*, 1884, p. 393.

F. Howitz. — (de Copenhague). *Gynækol. og. obstetr. med.* Bd V, p. 3, d'après *Centralbl. f. Gynækol.*, 1885, p. 555.

J.-B. Hunter. — Société obst. de New-York., 19 Février 1884. — *Ann. de Gynécol.*, 1885, t. XXIII, p.331.

Jacobi. — *Amer. Journ. of obstetr.*, Nov. 1883, p. 1160.

E. Kœberlé. — *Arch. de Tocologie*, p. 54, 1878, et art. ovaire, Dict. Jaccoud.

Krogmann. — *Einfall einer durch die Bauchdecken perforirten dermoïd-cyste des ovariums. Inaug. diss. Kiel.*, 1878. D'après *Centralbl. f. chirürg.*, 1879, s. 223.

Laroyenne. — *Archives de Tocol.* 1880, p. 447.

Lebert. — *Mémoires* de la Société de Biologie, 1852, p. 102.

Lannelongue. — *Traité des kystes congénitaux*, 1886.

Lawson Tait. — *Traité des maladies des ovaires*, 1886.

C.-C. Lee. — *The medi. Record.*, 1886, vol. 17, p. 434.

Macdonald. — Soc. obst. d'Edimbourg, 13 mai 1885. D'après *Ann. de Gynécol.*, t. I, 1884, p. 457.

H. Morris. — *Dermoïd. cyst. of right ovary, etc... The British med. Journ.*, *sept.* 6, 1884, vol. II, p. 467.

Mügge. — *Inaug. Dissert. Gœttingen.*

Nycolaysen. — *Jahresbericht*, t. II, 1884, p. 597.

Olshausen. — In Pytha et Billroth, *Deutsche Chirürgie.*

Pommier. — Thèse de Strasbourg, 1864.

Polk. — Soc. obst. de New-York, 19 Février 1884. — *Ann. de Gynéc.*, 1885, t. XXIII, p. 32.

Pincus. — *Centralbl. f. Gynæcol*, n° 2, p. 26.

Péan. — *Leçons de clinique chirurgicale.*

A. Remy. — Thèse d'agrégation, 1886.

A. Schreiber. — *Einfall von zweifacher dermoïd-cyste des ovariums*, etc... *Centralblatt f. Gynæcol.*, 1882.

Schrœder. — Soc. obst. de Berlin, 11 juillet 1884. — *Arch. de Tocol.*, 1884, p. 1051.

De Synety. — *Traité des maladies des femmes.*

Steinlin. — *Zeitschrift f. ration. Medizin*, vol. IX, p. 146.

F. Terrier. — Remarques cliniques sur trois séries de vingt-cinq ovariotomies. — *Revue de chirurgie*, t. II, p. 349, 1882 ; t. IV, p. 1, 1884 et 1886.

Terillon. — Réflexions à propos de 35 observations d'ovariotomies et de laparotomies. — *Bulletin gén. de thérapeutique*, 30 oct. 1884, t. CVII, P. 349.

J. Knowley Thornton. — *British med. Journ.*, 1881, p. 933.

Gomez-Torres. — *Ann. de Gynécologie*, 1878, t. IX, p. 401.

Unverricht. — Sarkomatœses dermoïd des ovariums mit secundœren uterus sarcom. Breslauen ærztliche Zeitschrift, 1879, n° 2, d'après *Centralblatt f. chir.* 1879, s. 239.

Von Santwoord. — Case of dermoïd-cyste of etc. *The medical News.* Janv. 21, 1883. D'après *Revue des sciences méd.*, 1882, t. XII, p. 601.

Spencer Wells. — *Des tumeurs de l'ovaire et de l'utérus.* Trad. Rodet.

Vautrin. — *Des kystes inclus, des ligaments larges.* Thèse de Nancy, 1885.

Wiart. — *Kyste dermoïde de l'ovaire*, *dystocie. Gaz. méd. de Paris*, 15 avril 1882, p. 187.

Williams. — Dermoïd cyst. of the ovary, etc. *Trans. of the. obst. soc. of London.* — May 3, 1882, vol. XXIV, p. 93.

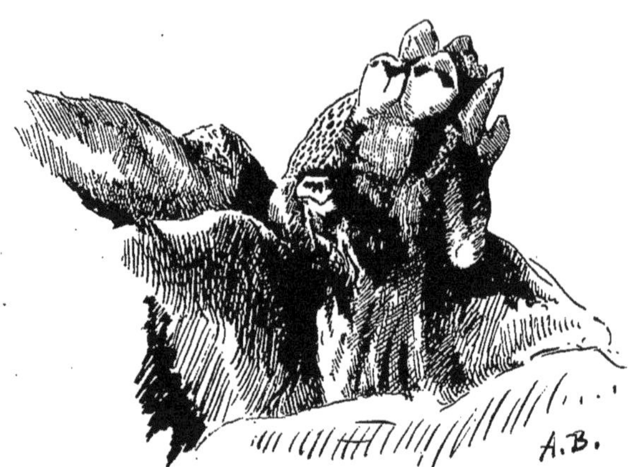

Houppe de dents trouvée
dans un kyste dermoïde
Collection de Mr le professeur Gross

TABLE DES MATIÈRES

INTRODUCTION

Les kystes dermoïdes de l'ovaire ont, de tout temps, attiré l'attention des auteurs. Ceux qui ont eu la bonne fortune de rencontrer ces tumeurs curieuses, les ont décrites avec beaucoup de soin et ont cherché à en expliquer la pathogénie.

Aussi, de nombreuses théories ont-elles pris naissance. Mais les progrès de l'anatomie pathologique et de l'embryologie sont venus les ébranler, sinon les renverser tour à tour. Ainsi Cousin, en 1877, dans sa thèse sur les kystes dermoïdes, déclare que leur origine ne pouvait encore être expliquée d'une façon satisfaisante.

M. le Professeur Gross, ayant eu l'occasion d'enlever une tumeur de ce genre, nous conseilla de reprendre cette étude.

Convaincu que, dans l'état actuel de la science, il serait peut-être possible d'éclaircir ce point obscur de pathologie, nous n'avons pas hésité à entreprendre cette tâche.

La rédaction de notre travail était déjà commencée, lorsque notre maître, M. le professeur Gross, nous communiqua le traité de M. le Professeur Lannelongue sur les kystes congénitaux. Nous avons été heureux d'y

ÉTUDE

SUR LES

KYSTES DERMOÏDES DE L'OVAIRE

Par le Docteur

HILAIRE LEFRANC

ANCIEN AIDE DE CLINIQUE A LA FACUTLÉ DE MÉDECINE DE NANCY

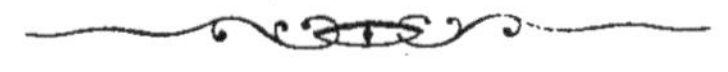

NANCY

IMPRIMERIE A. VOIRIN, RUE DE L'ATRIE, 23 BIS

1886

ÉTUDE

SUR LES

KYSTES DERMOÏDES DE L'OVAIRE

Par le Docteur

HILAIRE LEFRANC

ANCIEN AIDE DE CLINIQUE A LA FACUTLÉ DE MÉDECINE DE NANCY

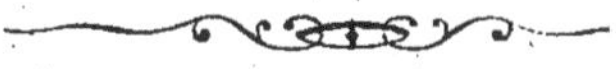

NANCY

IMPRIMERIE A. VOIRIN, RUE DE L'ATRIE, 23 BIS

1886

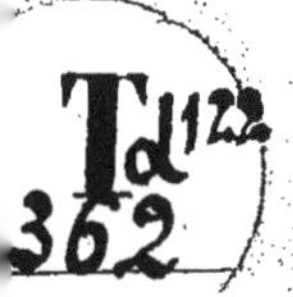